호모사피엔스의
생명회로도와
경락시스템

우데카 지음

의식상승시리즈 9

호모사피엔스의
생명회로도와 경락시스템

우데카 지음

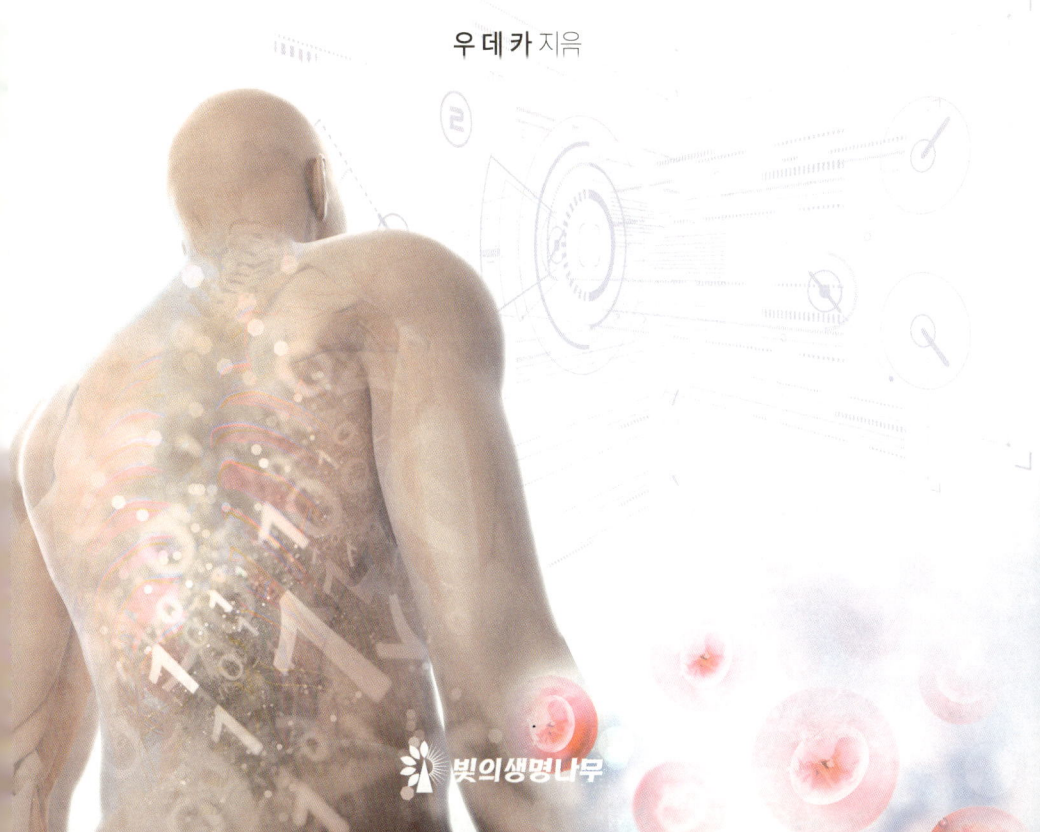

빛의생명나무

• 차 례 •

머리말　　생명 진리의 시대를 열며　　　　　　　　　　08

1부. 인간의 탄생

　　인간을 창조한 이유　　　　　　　　　　　13
　　우주 변화의 원리 : 음양오행에 대한 정리　　　　　20
　　인간을 소우주라고 하는 이유　　　　　　　　26
　　호모 사피엔스의 특징　　　　　　　　　　33
　　사상의학의 원형과 완성　　　　　　　　　41
　　사고조절자와 생명나무　　　　　　　　　46
　　죽음에 대한 정리　　　　　　　　　　　51
　　카르마에 대한 정리　　　　　　　　　　56
　　윤회에 대한 정리　　　　　　　　　　　66
　　동물들의 영의 크기　　　　　　　　　　72
　　영혼백 에너지에 대한 정리　　　　　　　76
　　오라 에너지에 대한 정리　　　　　　　　85
　　경락 차크라 치유의 우주적 원리　　　　　　90
　　경락 차크라 치유의 특징　　　　　　　　96

새로운 인류의 탄생 100

미래 의학 : 현대 의학의 미래 103

2부. 생명회로도   호모 사피엔스의 생명회로도 시리즈

① 경락   109
② 에너지   113
③ 시스템   117
④ 심장   122
⑤ 심포   127
⑥ 메타 의식구현 시스템과 심포   133
⑦ 포의 훈증   138
⑧ 정·기·신의 생성기전   143
⑨ 정기와 사기의 생성 원리   148
⑩ 사기와 탁기의 배출 시스템   153
⑪ 경혈과 차크라   158
⑫ 미토콘드리아   164
⑬ 색과 기와 빛의 세계   169

⑭ 색과 기와 빛의 시스템 분석　　　　　　　　180

⑮ 기미론과 귀경이론　　　　　　　　　　　　182

⑯ 빛의 생리학　　　　　　　　　　　　　　　187

⑰ 빛의 생리학과 파동의학　　　　　　　　　　193

⑱ 생명회로도의 업그레이드　　　　　　　　　201

⑲ 호모 사피엔스의 새로운 탄생　　　　　　　210

⑳ 빛마당이 갖는 우주 공학적(철학적) 의미　　214

3부. 경락시스템

경락시스템의 작동원리 시리즈

① 생명회로도　　　　　　　　　　　　　　　221

② 경혈과 기마당　　　　　　　　　　　　　　226

③ 기마당과 생리학적 원리　　　　　　　　　　230

④ 기마당이 형성되는 원리　　　　　　　　　　233

⑤ 차크라 오행과 기마당　　　　　　　　　　　235

⑥ 심생혈　　　　　　　　　　　　　　　　　239

⑦ 장부상통(공변관계)의 원리　　　　　　　　243

⑧ 표리 순환과 경락의 3사이클　　　　　　　　248

⑨ 종기의 형성 : 위기와 영기의 순환　　　252

⑩ 임맥과 독맥　　　257

⑪ 위지대락과 비지대락　　　265

⑫ 삼초 순환　　　270

⑬ 기경팔맥　　　276

⑭ 경락 순환 시스템의 종류　　　281

⑮ 기마당과 빛마당의 형성 원리　　　285

⑯ 빛마당과 약리 작용　　　292

⑰ 경락의 수렴과 발산 : 보법과 사법　　　298

⑱ 의료 매트릭스와 생명회로도　　　306

⑲ 12경락시스템에서 15경락시스템으로　　　312

맺음말　　인간의 몸에 대한 정리　　　316

　　　　　　심생혈　　　322

　　　　　　위생혈　　　324

　　　　　　잠에 대한 정리　　　327

　　　　　　귀가 울고 있어요　　　334

• 머 리 말 •

생명 진리의 시대를 열며

새 하늘과 새 땅이
하늘에 의해 준비되어 땅에서 펼쳐질 것입니다.
새 하늘은 얼음 천공으로 시작될 것입니다.
새 땅은 지축의 정립으로 이루어질 것입니다.
새 하늘과 새 땅은
지구 행성의 차원상승을 의미하며
물질문명의 종결과 정신문명의 출현을 의미합니다.
새 술은 새 부대에 담아야 하듯
새로운 의료 패러다임의 출현이 필요한 시기입니다.
우데카 팀장은
하늘과의 소통 속에
하늘과의 조율 속에
새로운 의학의 패러다임을 준비해 두었습니다.

이 책은 인간의 몸에 대한 새로운 해석을 담고 있습니다.

눈에 보이지 않았던 경락의 세계를
눈에 보이는 경락으로 설명해 놓았습니다.

생명의 신비라고만 알고 있었던
생명현상 뒤에는
눈에 보이지는 않지만 생명현상을 지원하는
무형의 기계장치들이 존재하고 있었습니다.
영안을 통해 본

인간의 몸에 대한 기록이며
인간의 몸에 대한 새로운 해석이며
인간의 몸에 대한 의식의 확장입니다.
동양의학의 이론들은 결코 허황된 이야기가 아닙니다.
보이지 않는 세계에서 일어나고 있는 생명현상들을
보이지 않는 세계를 보았던 사람들을 통해 기록되고 전승된
인류의 소중한 문화 자산입니다.

경락과 경혈들은
실제로 장부의 생리작용에 관여하고 있습니다.
인간의 눈에 보이지도 않으며
인간이 만든 어떠한 과학 장비들을 통해서도
경락과 경혈들은 보이지 않습니다.
이 글은 보이지 않는 세계를 본
우데카 팀장의 글입니다.
인류가 지축 이동 후 새로운 정신문명을 건설하는 데
꼭 필요한 내용이 될 것입니다.

우데카 팀장이 본 인간의 몸은 다음과 같습니다.

❖ 생명회로도가 있습니다.

❖ 경혈들이 기계장치로 되어 있습니다.

❖ 경락은 3중 구조와 2중 구조로 되어 있습니다.

❖ 포(包)라는 정교한 기계장치가 있으며
　포의 작용을 재해석해 놓았습니다.

❖ 삼초(三焦)는 3개의 포(包)를 상징합니다.
　3개의 포의 역할과 기능들을 설명해 놓았습니다.

❖ 정기신이 포에서 생성되며 정기신의 생성 원리들을 기록해 두었습니다.

❖ 경혈과 경락이 작용할 때 생기는
　기마당과 빛마당의 형성 원리를 설명해 놓았습니다.

❖ 인간의 의식을 구현하는 메타 의식구현 시스템의 원리를 밝혔습니다.

❖ 경락이 순환하는 방식을 설명해 놓았습니다.

❖ 인간의 몸에서 일어나고 있는
　색(色)과 기(氣)와 빛의 생리학적 시스템의 비밀을 밝혀 두었습니다.

❖ 사기와 탁기가 순환되는 원리와
　사기와 탁기의 배출 시스템의 비밀을 밝혀 두었습니다.

❖ 경락의 표리 순환과 장부상통의 순환의 원리를 밝혀 두었습니다.

❖ 경락 차크라 치유의 원리를 밝혔습니다.

❖ 에너지장 속에서 이루어지는 이적과 기적에 대해 설명해 놓았습니다.

❖ 경락 봉인과 장부 봉인, 내부 에너지장과 외부 에너지장,
　불치병과 난치병이 생기는 원인 그리고
　불치병과 난치병이 치유되는 원리에 대해 설명해 놓았습니다.

❖ 질병이 발생하는 눈에 보이지 않는 기전에 대해 설명해 놓았습니다.

❖ 바이러스나 세균 역시 의식을 가지고 있다는 것을 밝혀 두었습니다.

❖ 호모 사피엔스는 지구 행성이 고향이며
　대우주의 7번째 주기에는 대우주 곳곳에 호모 사피엔스(인간)가
　입식되어 인간이 중심(우점종)이 되는 시대가 펼쳐지는
　대우주의 비밀과 진리를 밝혀 두었습니다.

눈에 보이지 않았던 동양의학을
눈에 보이는 동양의학으로 펼쳐 놓았습니다.
호모 사피엔스의 생명회로도 시리즈와
경락시스템의 작동원리 시리즈는
새로운 시대를 여는 열쇠가 될 것이며
보이지 않는 세계로 안내하는 안내자의 역할을 하게 될 것입니다.
대우주의 진리와 대자연의 진리가
소우주인 인간의 몸에서 펼쳐지고 있는
생명 진리의 실체를 이해하는 데 도움이 될 것입니다.
인류의 의식의 도약에 꼭 필요한 지식들이 될 것입니다.

미래 의학의 원형이 담긴 책입니다.
미래의 인류에게 새로운 텍스트가 될 것이며
뜻있는 인자들의 의식의 깨어남을 위해
하늘에서 계획되고 준비된 텍스트가 될 것입니다.

인류의 건승을 빕니다.

그렇게 될 것이며
그렇게 예정되어 있으며
그렇게 되었습니다.

2018년 3월 25일　우데카

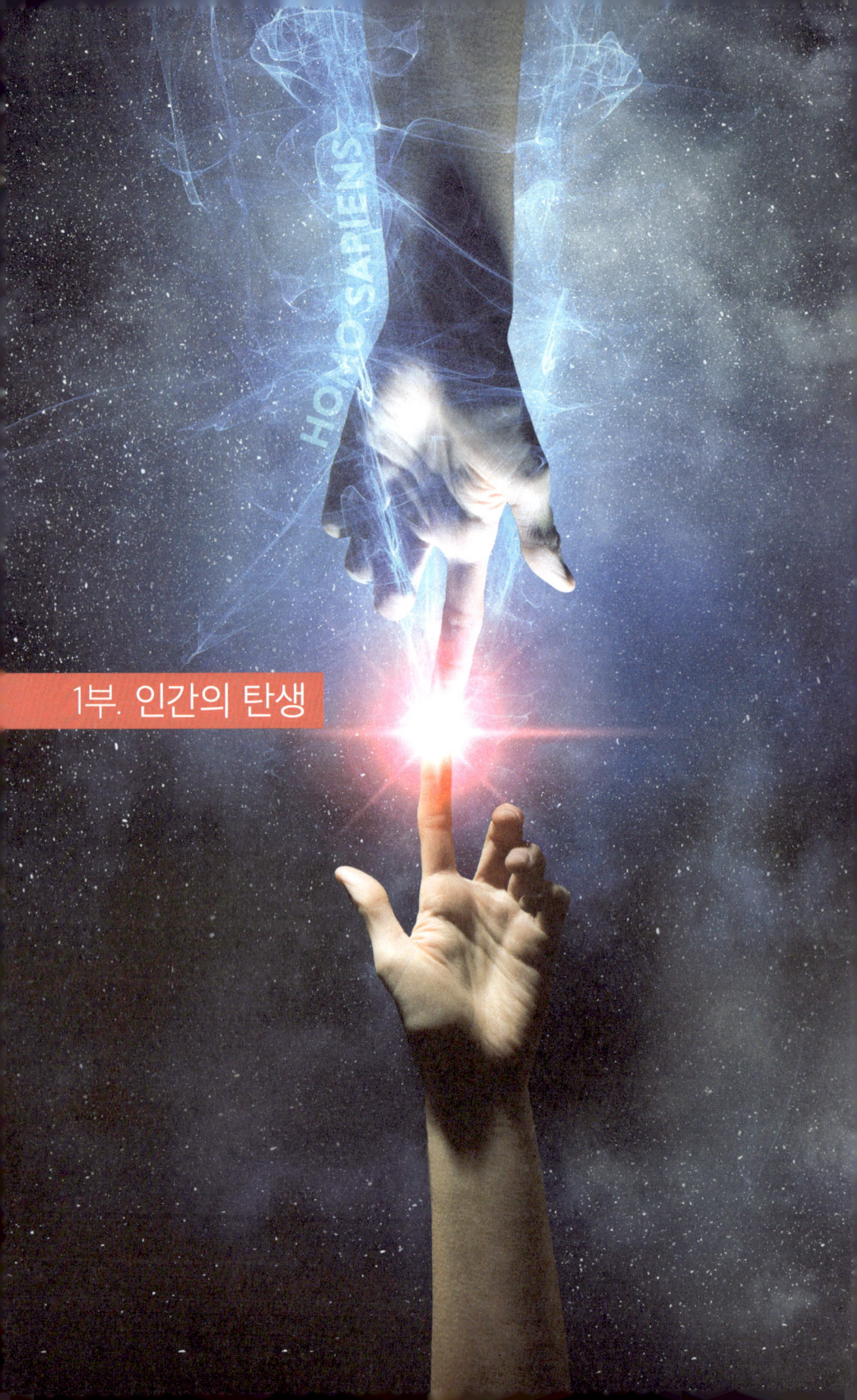

인간을 창조한 이유

대우주는
창조주의 의식으로 창조되었습니다.
대우주의 진화는 창조주의 의식의 확장입니다.
창조주의 의식의 확장으로
우주의 수레바퀴는 멈추지 않고 돌아가고 있습니다.
창조주의 의식의 확장이 없다면
대우주의 진화는 멈추게 될 것이며
우주의 수레바퀴 역시 멈추게 됩니다.
창조주의 의식의 확장은 우주의 진화이며
창조주의 창조 행위와 창조 활동으로
우주는 진화할 수 있으며
우주의 수레바퀴는 돌아가고 있는 것입니다.
창조주의 창조 행위가 멈추는 순간
우주의 수레바퀴 또한 멈추게 됩니다.

생명은 영혼을 담는 그릇이며
생명은 영혼이 입는 옷입니다.
생명은 영혼의 물질 여행을 위해 창조되었습니다.
생명이 있는 모든 곳에는 의식이 있으며
생명과 의식이 있는 곳에는
영혼의 물질 체험이 이루어지고 있습니다.
생명의 탄생은 의식의 탄생이며
생명이 의식을 구현한다는 것이 갖는 의미는
영혼이 생명을 통해
의식의 구현을 통해

물질 체험을 한다는 것을 의미합니다.
의식은 감정을 창조합니다.
의식에서 감정이 창조됩니다.

감정은 물질계를 상징하며
의식은 비물질계를 뜻합니다.
생명의 탄생은 물질계를 상징하며
의식의 탄생은 비물질계를 상징합니다.
생명에 의식이 부여된다는 것은
생명이 자유의지를 갖게 되는 것이며
생명이 자유의지를 갖게 된다는 것은
영혼의 물질 체험이 시작된다는 것입니다.
영혼의 물질 체험이 이루어진다는 것은
영혼의 진화가 진행되고 있음을 의미합니다.
영혼의 진화가 진행될수록
영혼이 입어야 할 외투는 점점 더 많아져야 합니다.
여성의 옷장에는 자신의 나이보다도 많은 옷이 걸려 있듯이
영혼의 물질 체험을 지속하기 위해서는
영혼이 머물 수 있는 영혼이 좋아하는
외투의 지속적인 공급이 있어야 합니다.
영혼이 좋아하는 외투는
높은 의식을 구현할 수 있는 외투이며
높은 의식은 높은 수준의 자유의지를 펼칠 수 있습니다.
높은 수준의 의식을 구현할 수 있는 생명체
높은 수준의 자유의지를 펼칠 수 있는 생명체 중에
인간의 몸이 영혼들에게 인기가 높습니다.

당신이 영혼이라면
무생물인 광물에 들어가서 광물의 의식으로 물질 체험을 하시겠습니까?

닭의 몸에 들어가
닭의 의식으로 물질 체험을 하시겠습니까?
소의 몸에 들어가
소의 의식으로 영혼의 물질 체험을 즐기시겠습니까?
당신이 영혼이라면
잠자리의 몸에 들어가
잠자리의 의식으로 영혼의 물질 체험을 하시겠습니까?
하루살이의 몸에 들어가
하루살이의 의식으로 영혼의 물질 체험을 하시겠습니까?
인간의 몸에 들어가
인간의 의식으로 영혼의 물질 체험을 하시겠습니까?
인간의 몸을 입고 인간에게 부여된 의식으로
영혼이 물질 체험을 한다는 것이 갖는
우주에서의 의미를 알고 계십니까?
영혼이 입는 외투마다 담을 수 있는 영혼의 양과 크기가 다릅니다.
영혼이 입는 외투마다 영혼의 진화의 속도가 다릅니다.
영혼이 입는 외투마다 영혼이 누릴 수 있는 자유의지가 다릅니다.
영혼이 입는 외투마다 자유의지의 성능이 다르기에
체험할 수 있는 물질 체험의 내용과 질이 달라집니다.
체험할 수 있는 물질 체험의 내용과 질에 따라
영혼의 진화의 속도가 다릅니다.

높은 의식을 구현할 수 있다는 것은
많은 자유의지를 가지고
높은 수준의 창조 활동을 할 수 있다는 것입니다.
닭은 닭의 의식수준과 자유의지 수준에서
창조 활동을 할 수 있기 때문입니다.
소는 소의 의식수준과 자유의지 수준에서
창조 활동을 할 수 있습니다.

곤충은 곤충의 의식수준과 자유의지 수준에서
식물은 식물의 의식수준과 자유의지 수준에서
창조 활동을 할 수 있으며
창조 활동의 수준이 높을수록 영혼의 물질 체험은
드라마틱하며 변수가 많으며 난이도가 높은 것입니다.
영혼의 물질 체험의 난이도가 높을수록
영혼이 진화의 속도가 빠릅니다.
대우주가 진화를 하면 할수록
영혼이 진화하면 할수록
더 높은 의식을 구현할 수 있는 생명체들이 필요하게 됩니다.
우주가 6번째 대주기를 진화해 오는 동안
최고의 의식과 최고 수준의 자유의지를 구현할 수 있는
성능을 가진 생명체가 바로 호모 사피엔스(인간)입니다.

영혼의 탄생이 멈추지 않는 한
영혼이 입을 수 있는 외투는 지속적으로 창조되어야 합니다.
영혼이 진화를 계속하는 한
높은 의식을 구현할 수 있는 생명체의 창조가
반드시 뒷받침되어야 합니다.
지구 행성에서 실험한 아담과 이브 프로젝트는
최신형의 휴머노이드형인 호모 사피엔스 모델입니다.
호모 사피엔스 모델이 나오기 전에
많은 모델들을 통한 실험이 있었습니다.
그중에 가장 성공한 모델이 지금의 인간입니다.
지구 행성에서 호모 사피엔스를 통한 다양한 실험들이 있었습니다.
지구 행성의 역사 250만 년이 진행되는 동안
지금의 인류보다 더 진화된 새로운 모델들이
다른 은하와 다른 행성에서
2가지 신형 모델들이 창조되어 실험 가동 중에 있습니다.

호모 아라핫투스 모델이 있으며
이 모델은 호모 사피엔스(인간) 모델을 업그레이드한 모델입니다.
최신형 모델에 최고급 사양의 모델이
이웃 은하인 안드로메다 은하에서
호모 마이트레야 모델로 새롭게 창조되어 시험 가동 중에 있습니다.
호모 사피엔스의 후속 모델로
호모 아라핫투스 모델과
호모 마이트레야 모델이 준비되어 있습니다.
지구 차원상승 후 2가지 모델들은 진화한 영혼들을 위한 것입니다.
지구 행성에 호모 사피엔스를 대체하는 모델이 될 것입니다.

영혼은 물질 체험을 통해 진화를 하게 됩니다.
영혼이 진화할수록
높은 수준의 의식을 구현할 수 있어야 합니다.
높은 의식의 구현은 자유의지의 확대이며
창조 능력을 가진 생명체의 출현을 의미합니다.
인간의 탄생은 대우주가 6번째 대주기를
거쳐 오는 동안 창조된 생명체들 중에서
최고의 정점에 있습니다.
인간의 탄생은
대우주가 6주기를 진화하는 동안의 산물입니다.
인간은 가장 높은 의식을 구현할 수 있으며
인간은 가장 많은 자유의지를 부여받았기에
만물의 영장(靈長)이 될 수 있었습니다.
인간은 영혼들이 가장 선호하는 외투이며
인간의 몸을 받기 위해 우주에서는 경쟁이 아주 치열합니다.
인간은 대우주가 진화하는 동안 축적된
우주 공학기술로 창조된 최신형 모델인 동시에
아주 잘 팔리는 성능 좋은 자동차에 비유할 수 있습니다.

인간은 대우주의 진화를 위해 창조주에 의해 창조되었습니다.
영혼의 물질 체험을 위해 창조된 창조물들 중에
베스트 오브 베스트에 해당됩니다.
지구 행성에 입식된 다양한 식물들과 다양한 곤충들과
다양한 수생식물들과 다양한 동물들은
대우주가 진화하여 오는 동안
다른 우주 다른 행성에서 창조된 생명체입니다.
인류가 눈으로 보고 있고 인류가 입으로 먹고 있는
식물과 동물들은 인류보다 먼저 창조된 생명체들입니다.

대우주의 6번째 대주기를 진화하는 동안
인간의 몸에 들어와 있는 당신의 영혼은
다른 우주 다른 행성 어디에선가
기억이 봉인되어 알 수는 없지만
닭이나 소의 외투를 거친 적이 있을 것입니다.
식물이나 동물의 외투를 거치고
수천 년에서 수백만 년에 이르기까지 진화를 한 결과
지구라는 행성에서 우주 최고의 히트 상품인
인간이라는 몸에 들어와서 영혼의 물질 체험을 하고 있는
당신은 우주에서 오래된 영혼들입니다.
이러한 영혼들을 우주에서는 상승하는 영혼들이라 합니다.

당신은 지금 우연히 인간의 몸을 입고 있는 것이 아닙니다.
당신이 지금의 인간의 몸을 입기 전에
다른 우주 다른 행성에서 얼마나 많은 시간 동안
생명의 순환 주기를 통해 살아오면서
다른 생명체의 먹이로 제공되면서
다른 생명체를 먹으면서 여기까지 온 것을 알고 나면
지금 이 순간이 얼마나 소중하고 귀한 시간인지 알게 될 것입니다.

인간의 몸은 우주에서 진화한 영혼들이
영혼의 물질 체험을 하기 위해 입을 수 있는
생명체들 중에 가장 귀하고 귀한 외투입니다.
인간은 가장 높은 의식을 구현할 수 있으며
인간은 가장 많은 자유의지를 부여받았으며
가장 높은 수준의 창조를 할 수 있으며
창조주의 의식을 구현할 수 있는
창조주의 의식을 가장 많이 담을 수 있는 귀하고 귀한 존재입니다.

영혼의 탄생이 있는 곳에는 생명의 탄생이 있습니다.
생명의 탄생이 있는 곳에는 의식의 탄생이 있습니다.
의식의 탄생이 있는 곳에는 자유의지가 있습니다.
자유의지가 있는 곳에는 창조주의 의식이 있으며
창조주의 의식은
자유의지로
생명체에서 구현되고 있습니다.
자유의지의 최고 정점에 인간이 있습니다.
이것이 인간이 창조된 이유입니다.

인간이 창조될 때
호모 사피엔스가 창조될 때
호모 사피엔스의 창조 목적이 다음과 같이 기록되어 있었음을
우주의 이야기를 이야기로 우데카 팀장이 전합니다.

호모 사피엔스(인간)의 창조 목적
인간은 상상할 수 있는 모든 것을 할 수 있는 존재입니다
이것이 인간을 창조한
창조주의 의식이며
창조주의 의지입니다.

우주 변화의 원리 :
음양오행에 대한 정리

우주 변화의 원리는 다음과 같습니다.

1 → 2 → 3 을 말합니다.
무극의 세계는 태극의 세계로 펼쳐졌으며
태극의 세계는 삼태극의 세계인 물질 세상으로 펼쳐졌습니다.

1 : 무극의 세계이며
   자미원과 태미원과 천시원으로 이루어졌으며
   16차원과 17차원 18차원의 세계를 말합니다.

2 : 태극의 세계를 말합니다.
   음과 양의 세계를 말합니다.
   빛과 소리와 형상이 하나로 통합되어 있으며
   이것을 관세음(觀世音)의 세계라 합니다.
   빛의 일꾼들의 상위자아들이 있는 곳이며
   물질세계의 기원이 되는 곳을 말합니다.
   13차원과 14차원 15차원을 말합니다.
   고도로 진화된 영들이 비물질 에너지체로
   영의 여행이 이루어지는 곳입니다.

3 : 삼태극의 세계를 의미합니다.
   삼라만상의 물질 세상을 의미합니다.
   1차원에서 12차원의 세상을 의미합니다.
   영혼들의 여행과 영혼백의 여행이 이루어지는 곳이며
   영혼백이 정기신으로 구현되어 있는 세계입니다.

음양오행(陰陽五行)의 기원과 유래

음양오행의 기원은
하늘의 빛의 구성원리인
삼황(三皇)의 에너지(빛)로 되어 있습니다.
삼황의 빛은
천황(天皇)의 빛과
인황(人皇)의 빛과 지황(地皇)의 빛으로 구성되어 있습니다.

천황의 빛은
창조주의 빛(18차원 18단계)이며 페르미온이라 합니다.
단일 극성으로 되어 있으며 만물에 편재에 있으며
물질과 생명을 이루는 근본 에너지(-)입니다.

인황의 빛은
무극의 세계에서 기원하였으며
태극의 세계의 빛이 음과 양의 빛이 진동수를 다운하여
삼태극의 물질 세상에 펼쳐졌습니다.
빛의 생명나무의 빛(-)과
광자대의 빛이라 알려져 있는 천상의 빛(+)으로 구성되어 있습니다.

지황의 빛은
무극의 빛에서 기원하였으며
음양의 세계에서 물질 세상으로 펼쳐졌습니다.
각 행성의 가이아가 가지고 있으며
만물을 성장시키고 기르는 가이아의
게(Ge) 에너지의 빛(-)과
만물을 파괴하고 자연 재해와 질병을
유발하는 에너지를 가진 빛(+)으로 구성되어 있습니다.

음양오행의 기원을 숫자로 표현하면 다음과 같습니다.
1 → 2 → 5
창조주(천황)의 빛은
단일 극성인 (-)로 오행으로는 목(木)에 해당됩니다.
바람에 해당하며 궐음(厥陰)✣에 해당합니다.

인황의 빛은
붉은 빛이며 불을 상징하며 인체에서는 심장을 상징합니다.
태양의 빛(+)은 오행에서는 화(火)가 됩니다.
빛의 생명나무의 빛(-)은 오행의 토(土)의 기원입니다.

지황의 빛은
물이며 파랑색이며 금(金)의 에너지는 파괴의 빛(+)이며
금화교역(金火交易)을 이루는 빛입니다.
만물을 성장시키고 기르는 대자연의 빛(-)은
오행으로는 수(水)의 기원입니다.

음양의 기원은 태극의 세계의 빛을 말합니다.
오행의 기원은
창조주의 빛인 목(木) = 바람 = 궐음
인황의 음양의 빛은 화(+) 토(-)의 에너지
지황의 음양의 빛은 금(+) 수(-)의 에너지가 되었습니다.

빛과 기(氣)와 색(色)의 세계

1 → 2 → 5 → 6
오운(五運 = 오행五行)과 육기(六氣)의 세계는
다음과 같은 원리에 의해 펼쳐졌습니다.

궐음(厥陰) : 삼음(三陰) 중 일음(一陰)으로 새로운 음의 시작. 음이 단단하게 핵(核)을 이루어 강하게 발산하는 상태

음양오행은 빛의 세계에서 유래하였으며
만물은 삼황의 에너지로 되어 있습니다.
삼황의 빛의 에너지는 기라는 형태로 변화하는데
이때는 6기로 변화합니다.
6기는 풍한서습조화를 말합니다.
- 풍(風) : 천황의 에너지
- 한(寒) : 지황의 (-) 에너지
- 서(暑) : 인황의 (+) 에너지
- 습(濕) : 인황의 (-) 에너지
- 조(燥) : 지황의 (+) 에너지
- 화(火) : 인황의 (-) 에너지

빛이 기로 변하는 기전이 5운 6기의 실체입니다.
인황의 에너지가 2가 아닌 3으로 분화가 된 것은
생명의 중심에는 심장이 있기 때문입니다.
인간의 심장에서 나오는 에너지를
소음군화(少陰君火)로 표시하였습니다.
오행의 빛이 5기(풍한서습조 風寒暑濕燥)가 되었으며
인간의 심장의 에너지인
화(火)가 추가되면서 6기가 되었습니다.

대우주는 삼황의 빛으로 이루어졌습니다.
삼황의 빛은 삼라만상(森羅萬象)을 이루는 빛입니다.
삼라만상은 색의 세계입니다.
삼라만상의 세계에서 기와 빛의 세계를
음양오행의 세계라 하였습니다.
음양오행의 세계는 빛의 세계입니다.
오행의 빛과 에너지가 6기로 변할 때 기가 됩니다.
기의 세계는 빛과 색의 세계의 차원 간에 존재하는
에너지의 세계입니다.

기의 세계는 삼양삼음(三陽三陰)의 세계입니다.
삼양삼음의 세계에서 12경락의 세계가 펼쳐졌습니다.

음양오행의 빛의 세계는 5운 6기의 기의 세계가 되었으며
6기의 세계는 인간의 몸에서는 삼양과 삼음이 되었습니다.
- 삼양 : 소양(少陽) 양명(陽明) 태양(太陽)
- 삼음 : 궐음(厥陰) 소음(少陰) 태음(太陰)

삼양삼음이 12경락의 기초가 되었으며
12경락은 침구학의 기초가 되었습니다.

색의 세계는
천황의 빛은 흰색이며
인황의 빛은 빨간색이며 지황의 빛은 파랑색입니다.

흰색의 빛은 창조주의 빛이며 단일 극성(-)으로 되어 있습니다.
창조주의 빛은 무극의 세계를 떠나
태극의 세계를 지나 삼태극의 세계로 들어오고 있습니다.
창조주의 빛이 네바돈 우주의
스타게이트를 통과하여 지구 행성에 들어올 때
북두칠성이라는 스타게이트를 통해 들어왔습니다.
창조주의 빛이 들어오는 곳이
북두칠성이라는 것을 알고 있는 민족이
북두칠성 민족이었으며 동이족이었으며 한민족이었습니다.

동이족에 의해 북두칠성 민족은
우주 변화의 원리와 진리를 알고 있었습니다.
음양오행의 원리를 정확히 알고 있었으며
5운 6기의 원리를 정확히 알고 있었으며
삼양삼음과 12경락의 원리를 알고 있었습니다.

북두칠성 민족인 동이족은 삼황의 원리를 잘 알고 있었으며
천황의 에너지가 북두칠성을 통해 들어오고 있음을 알고 있었습니다.
네바돈 우주는 북두칠성이라는 에너지의 통로를 따라 들어오는
에너지에 의해 창조되었음을 알고 있었으며
자신들의 영혼들 또한 북두칠성이라는
스타게이트를 통해 이곳 지구에 왔다는 것을 알고 있었습니다.
천황의 에너지의 실체를 알고 있었기에
자신들이 온 곳이 북두칠성이라는 것을 알고 있었습니다.

동양사상의 핵심인 음양오행의 비밀을 알고 있었으며
동양의학의 핵심인 5운 6기와 삼양삼음의 비밀을 알고 있었으며
삼양삼음은 침술의 기본 원리가 되었습니다.
북두칠성 민족은
환(桓)민족으로 동이족으로 한민족으로
단지파로 이어져 왔습니다.

원시반본이라
물질문명의 종결을 앞두고
새로운 정신문명의 출현을 앞두고
지축 이동을 앞둔 이 시점에
우데카 팀장이
삼황의 비밀과 음양오행의 비밀과
5운 6기의 비밀과 삼양삼음의 비밀과
북두칠성 민족의 비밀들의 기록을 위해 이 글을 남깁니다.

귀 있는 자는 듣게 될 것이며
눈 있는 자는 보게 될 것입니다.
한민족 = 북두칠성 민족의 의식의 깨어남을 기원합니다.

인간을 소우주라고 하는 이유

보이지 않는 세계의 정점에는
보이지 않는 신이 있습니다.
보이지 않는 신의 세계의 정점에
심판하고 화를 내는 신이 있습니다.
심판하고 화를 내는 신의 세계의 정점에
천당과 지옥이라는 이야기가 있습니다.
천당과 지옥이라는 이야기의 정점에 인간의 무지가 있습니다.
인간의 무지의 세계에 정점에는 신에 대한 무지가 자리잡고 있습니다.

신에 대한 무지는 보이지 않는 세계에 대한 무지이며
보이지 않는 세계에 대한 무지의 정점은
눈에 보이는 것만을 믿는 것입니다.
눈에 보이는 것의 정점에 과학의 세계가 있습니다.
과학의 세계에 정점에는 생명의 신비가 있습니다.
생명의 신비의 정점에는
생명 속에 흐르는 생명의 진리가 있으며
생명의 진리 속에는
대우주의 진리와 대자연의 진리가
소우주인 인간의 몸에 펼쳐져 있습니다.

인간의 몸은
눈에 보이지 않는 세계의 정점에 있는
대우주의 진리와 대자연의 진리가
눈에 보이는 생명현상 속에
생명의 진리로 펼쳐지고 있는 신성한 성전입니다.

인간의 몸은 우주에서 최신형의 휴머노이드형 모델입니다.
인간의 몸은 대우주의 진화의 산물입니다.
인간의 몸은 창조주 의식의 확장이며 진화의 산물입니다.
인간의 몸은 대우주의 전체의식을 담고 있으며
대우주의 전체의식과 연결되어 있습니다.

인간의 몸에는
눈에 보이지 않는 생명 유지 장치들이
많이 설치되어 있으며 작동되고 있습니다.
눈에 보이지 않는 생명 유지 장치들에
에너지를 공급하고 의식을 구현하는 방식은 경락시스템입니다.
인간의 몸에 설치된 경락시스템은
생명체들 중에 가장 복잡하고 정교하며 고도화되어 있습니다.
경락시스템을 통해 에너지 대사가 이루어지고 있으며
의식의 구현이 이루어지고 있습니다.
혈액이 흐르는 속도보다 더 빠르게
신경이 정보를 전달하는 속도보다 더 빠르게
정과 기와 빛의 통로인 경락시스템은
인간이 만물의 영장이 될 수 있도록
눈에 보이지 않는 세계에서 인간을 인간답게 하는데
큰 역할을 담당하고 있습니다.

인간의 몸은
대우주의 전체의식과 대우주의 구조를
소우주로 축소하여 창조되었습니다.
인간의 몸은 영혼의 물질 체험을 하기 위해 창조된
최신형 최고급 사양을 갖춘 모델입니다.
인간의 몸은 영혼들이 물질 체험을 하는데
가장 인기 있고 선호하는 모델입니다.

인간의 몸은
생명체들 중에 가장 높은 의식을 구현할 수 있도록
최고급 사양의 메타 의식구현 시스템이 장착되어 있습니다.

우주는 진화합니다.
대우주의 수레바퀴는 멈춘 적이 없습니다.
우주가 진화하기 위해서는
영혼의 진화가 원활하게 이루어지기 위해서는
영혼의 물질 체험을 효율적으로 하기 위해서는
외투의 끊임없는 진화가 뒷받침되어야 합니다.
영혼이 물질 체험을 위해 입는 외투 중에
인간의 몸이 이 우주에서 가장 최신형 모델입니다.
영혼의 물질 체험을 하기 위해 대기하고 있는 영혼들이
가장 선호하는 모델이 인간입니다.
젊은 영혼들일수록 아름다운 여인의 외투를 입기를 간절히 원합니다.

영혼의 물질 체험을 위해
어떤 영혼은 식물의 외투를 입고 물질 세상을 체험하기도 합니다.
장미꽃은 장미라는 식물의 외투를 입고
장미가 구현할 수 있는 장미의 의식으로
물질 세상을 체험하고 있는 것입니다.
국화꽃은 국화라는 식물의 외투를 입고
국화꽃이 구현할 수 있는 국화꽃의 의식으로
물질 세상을 체험하고 있으며 영혼의 여행을 하고 있는 것입니다.

영혼의 물질 체험을 위해
어떤 영혼은 동물의 외투를 입고 물질 세상을 여행하기도 합니다.
닭은 닭이라는 외투를 입고
닭의 의식으로 물질 세상을 체험하는 것이며

소는 소라는 외투를 입고
소가 구현할 수 있는 의식으로 물질 세상을 체험하고 있는 것입니다.
고래는 고래라는 외투를 입고
고래가 구현할 수 있는 의식으로 물질 세상을 체험하고 있는 것입니다.

영혼의 물질 체험을 위해 어떤 영혼은
인간의 외투를 입고 물질 체험을 하고 있는 것입니다.
옆집 순이와 앞집의 철수는
여자 사람과 남자 사람이라는 외투를 입고
영혼의 물질 체험을 하고 있는 것입니다.
순이는 자신의 영혼의 프로그램에 따라
순이가 구현할 수 있는 의식(능력)으로
영혼의 물질 체험을 하고 있는 것입니다.
철수는 철수의 영혼의 진화 과정에 맞는
철수의 영혼의 프로그램에 따라
영혼의 물질 체험을 하고 있는 것입니다.

이 글을 읽고 있는 당신에게 묻습니다.
당신은 어떤 외투를 입기를 원하십니까?
장미꽃으로 수백만 년을 살고 싶으십니까?
소에 들어가 수백만 년을 살고 싶으십니까?
아름다운 여인의 몸에 들어가 살고 싶으십니까?
어떤 영혼은 국화꽃을 선택하고
어떤 영혼은 닭을 선택하고
어떤 영혼은 남자 사람을 선택하는지 궁금하지 않으십니까?
이것이 대우주의 법칙이며 순리이며
영혼이 진화하는 이유입니다.
자신의 영혼의 진화 수준(단계)이
외투의 모양과 외투의 내용을 결정할 수 있기 때문입니다.

대우주가 진화한다는 것이 갖는 의미와
창조주가 진화한다는 것이 갖는 의미는
영혼의 물질 체험을 위해
영혼의 진화를 위해
계속해서 더 높은 의식을 구현할 수 있는
최신형의 모델들과 최고 사양을 장착한 모델들을
지속적으로 출시(창조)해야만
우주는 순행할 수 있기 때문입니다.
최신형의 모델일수록 높은 수준의 의식을 구현할 수 있습니다.
높은 의식을 구현할 수 있어야
물질 체험의 효율을 극대화할 수 있으며
영혼의 진화가 빨라질 수 있습니다.

창조주에 의해 영혼이 지속적으로 창조된다면
새로 탄생한 영혼들이 물질 체험을 할 수 있도록
다양한 외투가 창조되어야 합니다.
주기적으로 업데이트도 필요합니다.
영혼이 진화하면 진화할수록
거기에 알맞는 외투가 있어야 합니다.
외투가 부족하거나 외투에 문제가 있으면
대우주는 순행할 수 없는 것입니다.
창조주의 창조가 없이는 대우주는 순행할 수 없습니다.
대우주의 수레바퀴는 멈춘 적이 없습니다.
삼라만상의 물질은
영혼의 물질 체험을 위해
창조주께서 펼쳐 놓은 외투(옷)입니다.
'자연은 신의 옷을 입고 있다'는
의상 철학(衣裳哲學)의 내용에는 그동안 인류가 알 수 없었던
이러한 우주적 진실이 담겨 있습니다.

창조주께서 창조를 멈추는 순간
대우주의 진화 역시 멈추게 되는 것입니다.

여자 사람이라고 똑같은 의식을 구현하지 않습니다.
남자 사람이라고 똑같은 의식을 구현하지 않습니다.
영혼마다 사람마다
영혼의 진화 과정에 최적화된 외투가 있으며
영혼의 인생 프로그램에 최적화된
의식(지능=달란트)을 구현할 수 있는 모델명과
모델의 사양을 본인 스스로 선택하여
이곳 지구 행성에서 영혼의 물질 체험을 하고 있는 것입니다.

대우주의 법칙 속에
대자연의 법칙 속에
창조주의 사랑 속에
지금 당신은
당신의 영혼의 진화 과정에 맞는
지금 이대로의 모습으로
지금의 의식구현 시스템을 장착하여
지금 이곳에서
영혼의 물질 체험을 통한
영혼의 여행객 중 한 사람으로
지구 행성에서 살고 있는 것입니다.
당신의 외투가 마음에 들지 않는다고
당신의 삶의 프로그램이 마음에 들지 않는다고
투덜대며
불평하며 살고 있습니다.
닭이 얼마나 많은 기간 동안 물질 체험을 해야
인간의 몸에 들어올 수 있는지 아십니까?

소가 얼마나 많은 세월을 소로 살아야만
인간의 외투를 입을 수 있는지 아십니까?
장미꽃과 국화꽃이 인간의 몸에 들어오려면
얼마나 많은 우주의 시간이 흘러야 되는지 아십니까?

인간의 몸은
이 우주에서 무척이나 귀하고 귀한 외투입니다.
가장 높은 의식을 구현할 수 있으며
다양한 층위의 감정을 체험할 수 있으며
다양한 감각의 층위를 체험할 수 있습니다.
인간의 몸은
창조주의 의식(에너지)을 가장 많이 담고 있습니다.
인간의 몸을 입고 있을 때
창조주의 의식(사랑)을 가장 높은 수준에서 체험할 수 있습니다.
인간의 몸을 입고 있을 때
대우주의 전체의식 중에서
가장 높은 차원의 문을 열 수 있으며
창조주의 의식에 가장 가까이 갈 수 있습니다.

모든 영혼들의 진화의 끝은
창조주의 품으로 돌아가는 것입니다.
시절인연에 의해
우데카 팀장이
대우주의 진리와 대우주의 사랑을
창조주의 사랑을 전합니다.

그렇게 될 것이며
그렇게 예정되어 있으며
그렇게 되었습니다.

호모 사피엔스의 특징

호모 사피엔스는
우주 최첨단 우주 공학기술이 집적된
최신형의 휴머노이드형 모델입니다.
대우주가 6번째 주기를 진화해 오면서 축적된
우주 과학기술을 집약하여
휴머노이드형의 인류가 창조되었습니다.

지구 행성은 250만 년 동안
휴머노이드형 인류를 위한 실험행성이었습니다.
휴머노이드형의 다양한 버전들이
우주 생명공학자들에 의해 실험실에서 창조되었습니다.
창조된 휴머노이드형 인류들을
지구 행성의 대기 환경에 적응시키기 위한
다양한 실험들이 오랜 시간을 거치면서
지구 행성에서 이루어졌습니다.
이 과정을 거쳐 휴머노이드형들은 업그레이드될 수 있었으며
지구 환경에 최적화된 모델이 지금의 호모 사피엔스입니다.

호모 사피엔스는
대우주의 6번째 주기를 마감하고
대우주의 7번째 주기를 시작하기 위해서
창조주의 의지에 의해 창조되어
지구 행성에 최적화된 휴머노이드형입니다.
우주의 7번째 대주기에서
영혼들이 물질 여행을 할 수 있는 최신형의 외투로써 준비되었습니다.

지구 행성은 대우주에서 하나밖에 없는
7번째 대우주를 열기 위한 우주의 종자행성이며
호모 사피엔스의 고향입니다.
호모 사피엔스의 창조 목적과
호모 사피엔스의 특징들을 기록하기 위해
우데카 팀장이 이 글을 남깁니다.

인간은 생명현상이 일어나고 있는 생명체 중에서
가장 높은 의식을 구현할 수 있으며
다양한 감정과 욕망을 구현할 수 있으며
가장 높은 수준의 창조력을 구현할 수 있습니다.
이렇게 높은 의식을 구현할 수 있는 것은
의식을 구현할 수 있는 다양한
눈에 보이지 않는 정교한 기계장치가 있기 때문입니다.
현대 의학과 과학은
뇌의 신비로운 기능으로 설명하고 있습니다.
보이지 않는 세계를 보고
인간의 몸에 설치되어 있는
정교하고 복잡한 무형의 기계장치를 볼 수 있는 사람은
세상에서 가장 정교한 시계의 장치보다도 더 정교한 기계장치들이
인간의 몸에 설치되어 있는 것을 볼 수 있으며
그 무형의 장치들에 의해 인간의 생명현상들이 유지되고 있습니다.

모든 생명체들은
눈에 보이는 세포와 조직이 있으며 기관들이 있으며
기관계들의 협력 시스템에 의해 생명현상들이 유지되고 있습니다.
모든 생명체들은
눈에 보이지 않는 기계장치들이 설치되어 있으며
기계장치들이 정교하고 복잡할수록 높은 의식을 구현할 수 있습니다.

생명체들마다 다양한 의식의 층위들이 존재하며
다양한 종들마다 그 종에 맞는
무형의 기계장치들이 설치되어 있고
진화한 생명체일수록
정교한 기계장치들이 설치되어 있습니다.
보이지 않는 세계에 눈을 뜨고 있는 인류들에 의해
우데카 팀장의 글이
우주의 진실이라는 것이 머지않아 밝혀질 것입니다.

창조주에 의해 호모 사피엔스가 창조될 때
'인간은 상상할 수 있는
모든 것을 할 수 있는 존재이다'라는
창조 목적이 있었습니다.
인간은 우주에서 먼저 창조된
네 가지의 유전형질의 결합에 의해 창조되었습니다.

어류의 에너지 : 수생어류와 양서류
조류의 에너지 : 조류
주류의 에너지 : 포유류과 동물
갑류의 에너지 : 곤충류와 파충류

대우주의 진화 과정에서 창조된 에너지들을
모두 집약하여
지금까지와는 전혀 다른
휴머노이드형이 새롭게 창조되었습니다.
인간에게는 네 가지의 유전형질이 다 들어 있으며
이 네 가지의 유전형질과 에너지를 조율할 수 있는
새로운 유형의 생명회로도♣가 정교하게 세팅되었습니다.

생명회로도(生命回路圖) : 생명체의 유기적인 생명현상을 하나로 연결시키며 생명에 관한 모든 것을 결정하는 핵심 소프트웨어. 생명체의 심장벽에 존재하며 생명체 내에서 에너지 흐름을 조절하고 관리하는 역할을 함

네 가지의 에너지가
하나의 시스템 속에서 통합되어
다양하고 복잡한 생명현상이 펼쳐질 수 있게 하였으며
다양한 감정과 높은 의식을 구현하며 고도화할 수 있도록
적응을 위한 실험들이 오랜 세월을 거치면서
지구 행성에서 이루어져 왔습니다.
호모 사피엔스는 지금까지 창조된
모든 유형의 창조물 중에 가장 최신형의 모델이며
가장 높은 의식을 구현할 수 있도록 창조되었으며
인공지능을 능가하는 정교한 생명회로도에 의해
관리되고 조율되고 있습니다.

인간은 인간의 몸이라는 하드웨어(음)와
생명회로도라는 소프트웨어(양)에 의해
정교하게 작용하고 있습니다.
대우주의 우주 공학기술들이
소우주인 인간의 몸에 구현되어 있습니다.
생명회로도는 심장이 뛰고 있는
모든 동물의 심장벽에 새겨져 있으며
동물의 종(種)마다 다르며
같은 종이라도 개체마다 서로 다릅니다.
사람마다도 각자 다르게 세팅되어 있습니다.
정교한 로봇의 회로처럼 인간의 생명회로도는 복잡합니다.
생명회로도가 가장 복잡하게 설치되어 있는 인간은
그만큼 에너지적으로 불안정하며
욕망과 감정을 가지고 있으며 강력한 성욕 또한 가지고 있습니다.
감정과 욕망이 있으며
강렬한 성욕이 있으며
학습으로 인한 의식이 있기에

생명회로도에 연결된 메타 의식구현 시스템을 통해
그에게 허용된 정보만이
그의 삶의 프로그램의 범위 안에서
구현될 수 있게 관리되고 통제되고 있습니다.

영혼마다 삶의 프로그램이 있으며
구현할 수 있는 의식의 층위가 다르며
영혼마다 구현되는 달란트가 정해져 있으며
달란트들도 구현되는 시기가 있으며
같은 달란트라도 구현되는 층위가 영혼마다 다르기에
인간은 태어나면서부터
불평등하게 태어나 살고 있는 것입니다.
인간의 무의식의 영역과
인간의 잠재의식의 영역과
인간의 현재의식의 영역 모두는
우연을 가장하여 자유의지를 가장하여
내 인생은 내 마음대로 살고 있다는
대단한 착각 속에서
인류들이 살아가도록 작동하는 것입니다.

인간의 임맥에는
인간의 눈에는 보이지 않는 12개의 감정선들이 있으며
인간의 독맥에는
인간의 눈에는 보이지 않는
7개의 의식을 구현할 수 있는 코드선들이 존재하고 있습니다.
심장벽에 있는 생명회로도는
인간의 몸을 흐르는
모든 경락과 경혈들을 관리하고 통제하면서
인간 세상에 존재하는 모든 질병들을 관리하고 통제하고 있습니다.

생명회로도는
인간의 메타 의식구현 시스템을 관리하고 통제하고 있으며
감정 하나
느낌 하나까지도
꿈까지도 통제할 수 있습니다.
생명회로도는 영혼이 물질 체험을 하기 위해
삶의 프로그램에 최적화하여
11차원의 카르마위원회와 환생위원회의
승인 절차를 거쳐 최종 확정이 됩니다.

생명회로도는
몸에 관한 것은 7년 주기로
미세한 프로그램 조정은 5년 주기로
상위자아와 천상정부에 의해 재조정되고 있습니다.
생명회로도는 영혼의 프로그램이 저장되어 있는
사고조절자에 의해 관리되고 통제되고 있습니다.
사고조절자는 창조주에 의해서 부여되는
영혼의 고유성과 개별성을 상징합니다.
생명회로도의 정보를 수정하거나 조절할 수 있는 권한은
1차적으로 상위자아에게 있으며
2차적으로는 천상정부에게 있습니다.

생명회로도는
삶의 프로그램의 내용에 따라 최적화되어 있으며
생각 하나
감정 하나
의식에 이르기까지
그 영혼의 삶의 프로그램이 잘 이행될 수 있도록
관리하고 통제하는 역할을 하는 것이 바로

여러분들의 상위자아이며
하늘이라고 알려져 있는 천상정부입니다.
인간은 상상할 수 있는 모든 것을 할 수 있는 존재다
인간이 상상할 수 있는 내용의 질과 스펙트럼조차도
생명회로도에의 프로그램에 있어야 구현이 가능한 것입니다.
아무나 아인슈타인과 같은 생각을 구현할 수 없으며
아무나 노자와 같은 생각을 구현할 수 없습니다.
역할자만이
사명자만이
그와 같은 의식을 구현할 수 있도록 예정되어 있는 것입니다.
이것이 인간의 실체이며 하늘의 실체입니다.

눈에 보이는 세계는
눈에 보이지 않는 세계에서
이미 허용이 된 것만이 펼쳐지는 것이며
눈에 보이지 않는 세계에서 이미 결정이 난 것들만이
땅에서 펼쳐질 수 있는 것입니다.
이것이 완전한 통제가 갖는 의미이며
'이 우주에서 아무것도 잘못되는 것이 없다'라는
말이 갖는 우주의 진리입니다.

하늘은 모든 생명체들의 부모입니다.
하늘은 하늘이 일하는 방식에 의해
모든 생명체들을
생명회로도를 통해 변수들을 제거하면서
안전하게 물질세계를 관리하고 운영하고 있습니다.
창조주는 영에게 부여한 사고조절자를 통해
대우주를 관리하고 운영하고 있습니다.

이것을 대우주의 전체의식이라고 합니다.
일어날 일들은 일어나게 되어 있으며
일어나지 않는 일들은 프로그램이 없거나
아직 프로그램이 작동되지 않은 것입니다.

나의 바람과 기도와는 아무 관계가 없으며
나의 믿음과 신념과도 아무 관계가 없으며
내가 판단하는 옳고 그름의 방식과도 아무 관계가 없으며
하늘은 하늘이 스스로 정한 길을
하늘 스스로 갈 뿐입니다.

물질문명의 붕괴 후
세상의 모든 과학과 학문과 종교들은
대혼란을 겪게 될 것입니다.
20세기 서양 철학자인 화이트헤드는
과학자들의 슬픈 운명을 다음과 같이 표현하였습니다.
'과학은 그리스의 비극과도 같은 슬픈 운명을 가지고 있다'
보이지 않는 세계의 법칙들이
보이는 세계의 법칙들로 드러날 때
모든 과학과 학문과 종교의 분야에서
지금까지 알고 있던 과학적 상식들과
종교의 교리들과 학문의 가설들이
무너지고 재정립되는 때가 올 것이며
그날이 오면
그리스의 비극보다도 슬픈 비극을 보게 될 것이며
과학자와 종교인들과 학문을 해왔던 지식인들의
슬프고 슬픈 시대가 올 것입니다.

사상의학의 원형과 완성

호모 사피엔스는
네 가지의 에너지에 의해 창조되었습니다.
우주가 6주기를 거쳐 진화하는 동안에 대표적으로 창조된
네 종류의 유전형질을 기반으로 창조되었습니다.
가장 먼저 창조된 조류의 에너지와 어류의 유전형질과
네발 달린 동물들인 주류의 유전형질과
갑류의 유전형질을 가지고 창조되었습니다.

호모 사피엔스는
우주의 과학기술이 집약되어 창조되었으며
네 가지 유전형질과 네 가지 에너지를 조합하여
그 특성이 잘 나타날 수 있는 12지파로 창조되었습니다.
영 에너지 역시 12지파로 창조되었으며
혼 에너지는 빛·중간·어둠의 매트릭스가 설치되었으며
영혼의 물질 여행을 위해 필요한 백 에너지는
네 가지 유전형질과 네 가지 에너지(어·조·갑·주)의 조합으로
12지파 스펙트럼으로 창조되었습니다.

영 에너지와 백 에너지의 스펙트럼이
12지파로 조율되었습니다.
이것을 뒷받침해주는 증거들이 있습니다.
동양의학의 형상 한의학✤에
인간을 생김새(체형)를 중심으로
어류, 조류, 주류, 갑류로 분류하는 구분법이 있습니다.

✤ 형상 한의학(形象韓醫學): 몸 안의 오장육부의 상태가 인체 외부의 형상(형태, 색 등)으로 드러난다 하여 인간의 형상에 따라 유형을 구분하고, 그 유형별로 장기의 허실, 성격, 병리 현상도 달리 나타난다는 이론

구한말 이제마 선생님은
인간의 생김새와 오장의 크기를 오장의 허실(虛實)로서 확장하여
사상의학❖이라는 독특한 체질 의학을 주장하였습니다.

형상 한의학과 사상의학에서
네 가지의 유전형질 또는 네 가지 에너지들이
인간의 체형과 체질에 영향을 주고 있다는 것을
우리 한민족의 의학자들은 대우주의 생명 창조 비밀들을
정확하게 설명하지는 못하였지만 큰 틀에서는 알고 있었습니다.

이제는 물질문명의 종결을 앞두고
하늘이 설치한 의료 매트릭스 역시
철거해야 하는 시기가 되었습니다.
시절인연이 되어
호모 사피엔스가 네 가지 유전형질의 조합에 의해
12지파로 창조되었다는 대우주의 비밀들을
우데카 팀장이 기록으로 남깁니다.

❖ 호모 사피엔스의 4가지 유전형질

어류의 에너지	신장 발달	소음인
조류의 에너지	폐 발달	태양인
주류의 에너지	간 발달	태음인
갑류의 에너지	비장 발달	소양인

사상의학의 창시자인 이제마 선생님은
자신의 의학을 완성하지 못하고 자신이 죽은 뒤 100년 후에
사상의학을 완성하는 인자가 세상에 출현한다고 말씀하시고
자신의 임무와 역할을 다하고 가셨습니다.

사상의학(四象醫學) : 사람의 체질을 기질과 성격에 따라 태양(太陽)·소음(少陰)·소양(少陽)·태음(太陰)의
사상원리(四象原理)에 의해 사상인(四象人)으로 구분하고 그에 따라 약을 쓰고 병을 치료해야 한다는
한의학 이론

이제마 선생님의 우주적 신분은 14차원의 대천사 라파엘입니다.
지구 행성의 지축 이동 후
새 하늘과 새 땅의 변화된 환경에 맞는 의학을 펼치기 위해
정신문명에 걸맞는 의학을 펼치기 위해
사상의학을 완성하기 위해
12지파에 맞는 체질 의학을 완성하기 위해
빛의 일꾼의 슬픈 운명을 체험하며 아무것도 모르는 채
평범한 한의사의 모습으로 한반도에 태어나 살고 있습니다.

하늘과의 소통 속에
우데카 팀장이
네 가지 유전형질이 12지파로 분화되는 원리를
다음과 같이 기록으로 남깁니다.
조류의 에너지를 기준으로 하면 다음과 같습니다.

A형	조류 에너지 4 : 어류 3 : 갑류 2 : 주류 1
B형	조류 에너지 4 : 갑류 3 : 주류 2 : 어류 1
C형	조류 에너지 4 : 주류 3 : 어류 2 : 갑류 1

인간의 백 에너지가 창조될 때
네 가지 에너지 중 한 종류의 에너지가 40%를 넘지 않게 하였으며
네 가지 에너지 중 한 종류의 에너지는
최소로 10%는 들어가게 하였습니다.
이렇게 하여 에너지 조합에 의해
조류가 중심이 되는 에너지는 세 가지가 탄생되었으며
이 분류법에 의해 호모 사피엔스가 창조되었습니다.

조류가 중심인 에너지 유형은 태양인이며
태양인이라 할지라도 나머지 에너지들도 모두 들어 있었기 때문에

기존의 사상의학으로 체질을 구분한다는 것은
매우 어려운 측면이 있습니다.
지구 행성의 지축 이동 후 안전지대인 역장 안에서는
12지파별로 나누어 공동체 생활을 하며
자연스럽게 체질에 맞는 음식들을 섭취하게 될 예정이며
초창기의 역장 생활을 무사히 통과한 인류들은
점차 수명이 늘어나 평균 800살 정도의 삶을 살게 될 것입니다.

새로운 대기 환경과
인체의 생명회로도의 새로운 조정으로 인하여
호르몬 작용들이 새롭게 재조정되면서
지금의 육신을 리모델링하여
인간의 불로장생의 꿈들이 이루어질 것이며
어려운 시기를 통과한 인류들은
하늘이 주는 지상 최고의 선물을 받게 될 예정입니다.

우데카 팀장이 직접 주관하는
사상의학의 완성을 위한 기초 강의들이
한의사들을 중심으로 준비되고 있으며
호모 사피엔스의 생명회로도의 비밀들과
기존의 한의학 이론을 새롭게 재해석하고 있으며
새로운 경락과 경혈 이론들이
아무도 모르게 아무도 모르게
인연 있는 인자들을 중심으로
한 치의 오차 없이 준비되고 있음 또한 전합니다.

새 하늘과 새 땅에 맞는 의료 시스템들이 준비되고 있으며
이번 바이러스 난과 괴질에 대응할 수 있는
매뉴얼 또한 준비되고 있음을 우데카 팀장이 전합니다.

새로운 정신문명은
구호를 외친다고 펼쳐지는 것이 아닙니다.
사람이 많이 모인다고 되는 것이 아닙니다.
하늘에 인연이 있는 인자들이
우연을 가장하여 모여서
시대정신을 실현하기 위해 준비하는 것입니다.
크게 어리석은 사람만이
크게 세상을 구할 수 있는 것입니다.
크게 어리석은 사람만이
대우주의 진리를 담을 수 있는 것입니다.

이것이 하늘이 일하는 방식이며
하늘의 뜻이 땅에 펼쳐지는 방식이며
진리가 세상에 펼쳐지는 방식입니다.
의식이 깨어나고 있는 인류들과
하늘 사람들인 빛의 일꾼들을 위해
우데카 팀장의 진보라빛 에너지를
여러분들의 가슴속으로 보내 드립니다.

모든 것이 에너지의 법칙 속에 있음이라
깨어날 자 깨어나게 될 것이며
공명할 자 공명하게 될 것이며
비난할 자 비난하게 될 것입니다.

그렇게 될 것이며
그렇게 예정되어 있으며
그렇게 되었습니다.

사고조절자와 생명나무

창조주(18차원 18단계)의 에너지 분화에 의해
대영(大靈)이 탄생됩니다.
영은 대영들의 분화 과정을 통해 탄생됩니다.
대영들의 분화 과정을 통해 탄생한 영들은
마치 자동차 공장에서 생산된 자동차와도 같습니다.

생산된 자동차에는 자동차를 작동시킬 수 있는
자동차 키가 맞춤형으로 준비되어 있습니다.
대영의 분화를 통해 탄생된 영은 완성된 자동차와 같습니다.
완성된 차에 맞는 고유한 마스터키가 존재하듯
영들은 마스터키에 해당되는
사고조절자가 있어야 영이 활동할 수 있습니다.
사고조절자는 창조주(18차원 18단계)에 의해 부여됩니다.
영이 사고조절자를 부여받는 순간
영의 독립성과 개체성을 가지게 되며
영의 고유한 진화 과정을 시작하게 됩니다.

영이 사고조절자를 부여받아
에너지체로서 활동을 시작하는 것을 영의 여행이라고 합니다.
에너지체로 존재하면서
사고조절자에 있는 프로그램대로 활동하는 존재들을
우리들은 귀신이나 천사 또는 사탄 또는
어둠의 역할을 맡고 있는 어둠의 천사라고 하는 것입니다.
천상정부를 이루는 존재들은 에너지체로 존재하면서
사고조절자와 영이 결합된 존재들이라고 표현할 수 있습니다.

에너지체로 존재하는
영(영과 사고조절자가 결합된 상태)이
물질 체험을 하기 위해서는
혼이라는 에너지를 반드시 받아야 하며
혼 에너지에는
빛과 중간과 어둠의 매트릭스들이 설치되어 있습니다.
영이 혼이라는 에너지와 결합이 되면 영혼이 되는데
영혼은 어떠한 외투를 입고
물질 체험을 하게 될지를 결정하게 됩니다.
어떤 영혼은 닭과 돼지와 소와 같은 가축으로 태어나기도 하며
어떤 영혼은 식물체로 태어나기로 결정되며
어떤 영혼은 인간으로 태어나기도 합니다.
어떤 영혼은 자신의 영혼의 에너지를 더 작게 분화하여
광물 등의 무생물로 물질 여행을 하기도 합니다.
이렇게 영혼의 물질 체험의 내용과 형식을 결정하는 것은
영혼 마음대로 할 수 있는 것이 아니라
영혼에 부여된 사고조절자의 프로그램에 의해 결정이 됩니다.

영은 차원에 따라
영의 크기와 밝기가 결정이 됩니다.
높은 차원의 영은 그만큼 크고 밝습니다.
영의 분화는 높은 차원에서 낮은 차원으로 이루어지며
이때 창조주로부터 사고조절자를 부여받게 됩니다.
분화한 영은 하위 차원의 영 에너지를
회수할 수 있는 권한을 가지며
이때 영에 부여한 사고조절자 역시 상위 차원으로 통합이 됩니다.

사고조절자는 영에 생명력을 부여하는 동시에
영의 모든 것을 관리하는 역할을 맡고 있습니다.

사고조절자는 영을 작동시키는 프로그램이며
생명 에너지의 중심이며
모든 에너지들의 중심입니다.
생명이 있는 모든 생명체들은 영혼이 있으며
그 영혼에 생명력을 부여하는
사고조절자가 창조주로부터 부여되어 있습니다.

사고조절자는
생명체들을 관리하고 통제하고 있습니다.
사고조절자는
생명운반자를 관리하고 있으며
생명조절자를 관리하고 있으며
생명회로도를 관리하고 있습니다.
사고조절자는
생명운반자를 통해 생명의 탄생을 주관하며
생명조절자를 통해
세포 분열의 횟수와 생명체의 수명을 결정하며
생명회로도를 통해
경락시스템과 의식구현 시스템을 관리하고 있으며
생리 현상을 관리하고 있습니다.

사고조절자는 창조주의 권능입니다.
사고조절자는 창조주의 숨결이며
사고조절자는 창조주의 의지이며
사고조절자는 대우주의 전체의식이며
사고조절자는 창조주의 사랑입니다.

사고조절자는 심장이 뛰고 있는 생명체의
심장을 싸고 있는 심포벽에 존재하고 있습니다.

심장은 일반적으로 3중의 막으로 되어 있습니다.
가장 안쪽의 막에는 생명회로도가 있으며
중간막에는 자기장을 발생시키는 무형의 장치가 있으며
심장의 가장 바깥쪽 막을 심포라 하는데
이곳에 사고조절자가 위치해 있습니다.
영은 인간의 경우 심장과 척추 사이에
실제로 계란 하나 정도의 공간이 존재하는데
이곳에 위치하고 있으며
동양의학의 경혈로는 영대(靈臺)라고 합니다.

사고조절자는 고등 생명체들의 심포에 존재하는데
살아 있는 나무와 같이 입체적으로 존재하고 있습니다.
보이지 않는 세계를 볼 수 있는 인자들은
심포벽에 존재하는 실제 나무와 같은
밝게 빛나는 존재를 볼 수 있을 것입니다.
이 모양이 마치 파라다이스에 존재한다고 알려져 있는
빛의 생명나무와도 같습니다.

사고조절자는
빛의 생명나무를 축소하여
심장이 뛰고 있는 생명체의 심장벽에 생명나무 형태로
에너지가 축소되고 집약되어 존재하고 있습니다.
인간을 소우주(小宇宙)라고 표현한 것이 바로
이것을 표현한 것이라 할 수 있습니다.
대우주의 빛의 생명나무가
인간의 심장벽에 생명나무로 존재하고 있으며
생명체의 진화 정도에 따라
생명체들의 의식을 구현하는 수준에 따라
사고조절자(생명나무)의 복잡도는 다르게 설정되어 있습니다.

살아 있는 모든 생명체들은
눈에 보이는 생명체들의 조직이 있으며
눈에 보이지 않는 복잡한 기계장치들로 이루어져 있습니다.
눈에 보이지 않는 세계를 경험한 적이 없는
사람들에겐 믿기 어려운 이야기입니다.
생명체들은 눈에 보이지 않는
정교한 기계장치들로 되어 있으며
이러한 기계장치들이 생명체들의 조직과 기관
장부 조직에 연결되어 있습니다.
때가 되면 이러한 사실들을 보고 듣는 인자들이 나타나
이 글이 진실임을 증명하게 될 것입니다.

진화 수준이 낮은 식물이나 동물들은
세포막에 사고조절자(생명나무)가
단순한 형태로 존재하고 있습니다.
광물이나 원소들에 존재하는
생명나무 즉 사고조절자는
매우 작거나 단순한 형태로 존재하고 있습니다.

보이지 않는 세계의 진실을
대우주의 진리와 진실들을
우데카 팀장이
시절인연이 되어
기록을 위해 이 글을 남깁니다.

인류들의 건승을 빕니다.

죽음에 대한 정리

생명은 한 호흡 속에 있습니다.
들어간 숨이 나오지 못하면 생명은 죽음을 맞이하게 됩니다.
한 생명의 한 호흡 속에는 생명의 진리가 펼쳐지고 있습니다.
영혼백의 에너지는 모든 생명의 근원입니다.
영혼백 에너지의 작용이 있기에
생명이 생명을 유지할 수 있습니다.
영혼백 에너지는 생명체 내에서
정기신 에너지의 작용을 컨트롤하고 있습니다.

생명이 죽음을 맞이하게 되면 영혼백은 모두 분리됩니다.
영이 제일 먼저 분리가 되고
혼비백산(魂飛魄散)이 이루어집니다.
생명의 죽음 뒤에는
영혼백 에너지는 모두 하늘로 돌아가고
육신만 남게 되는 것입니다.
육신은 땅으로 돌아가 원소가 됩니다.
생명의 근원인 영혼백 에너지들은 모두 흩어져
4(5)차원 영계로 들어가게 됩니다.
영계는 남극과 북극 상공의 차원 간 공간에 설치되어 있습니다.

영혼백은 지구 자기장을 따라 자연스럽게
영계로 들어가게 됩니다.
영혼백의 에너지 입장에서
자기장은 밝은 흰빛으로 보입니다.
밝은 빛을 따라 영혼백 에너지들은 영계로 들어가게 됩니다.

생명체에서 분리된 영혼백 에너지들을
4(5)차원 영계로 안내하는 역할을 맡고 있는
천사 그룹들이 있는데 이들을 아즈리엘 천사라고 하며
저승사자라고 알려져 있습니다.
아즈리엘 천사 그룹에 의해
생명체에서 분리된 영혼백 에너지들은
자신이 있어야 할 곳에 머물게 됩니다.
땅에서 일어나는 일들은 모두
보이지 않는 하늘에서 결정이 난 뒤에야 땅에서 펼쳐지는 것입니다.
생명의 죽음은 보통 7일에서 15일 정도 전에
자신의 죽음이 영에게 먼저 통보가 됩니다.
죽음을 통보받은 영은 거부할 권리가 없으며
죽음 직전에 미리 몸에서 빠져 나와서
자신의 죽음을 객관적으로 관찰할 수 있습니다.

영은 어떠한 죽음의 상황에도
손상을 입거나 충격을 입지 않도록 죽음의 순간 직전에
자동적으로 몸에서 빠져 나오도록 프로그램되어 있습니다.
영은 죽음을 맞이할 때
어떠한 공포와 두려움을 느끼지 못하도록
하늘의 배려가 작용하고 있습니다.
영화의 한 장면을 보듯 자신의 죽음을 보며
아즈리엘 천사들을 따라 그 장소를 떠나게 됩니다.
영계로 들어간 영은 자신의 한 생애를 처음부터
한 장면 한 장면 복기가 이루어집니다.
삶의 복기를 마친 영은 특수한 공간에서
충분한 휴식과 치유의 시간을 보내게 됩니다.
혼과 백은 생명의 숨이 끊어지는
마지막 순간까지 육신을 떠날 수 없습니다.

혼과 백 에너지는 생명체가 죽음을 맞이할 때 느끼는
극한의 공포와 두려움을 모두 겪어야 합니다.
자신의 죽음을 받아들이지 못하는 혼들은
영계의 특수한 공간으로 보내지고
이곳에서 충분한 휴식과 치유가 이루어집니다.
죽음의 과정에서 심각한 신체 부위의 손상이 있는
백 에너지 역시 영계의 특수한 공간에서
충분한 휴식과 치유 시간이 주어집니다.
죽음 후 충분한 휴식과 충분한 치유의 시기가 지나고 나면
다시 영혼백이 모여서 다음 윤회를 준비하게 됩니다.

죽음이 있는 곳에는 아즈리엘 천사들이 있습니다.
영혼백의 에너지들을 빠짐없이 수거해서
영계로 데려가게 됩니다.
쇠가 자석에 끌려가듯
저항 없이 영혼백 에너지를 수거하게 됩니다.
큰 자연재해가 있는 곳과
전쟁으로 인한 많은 인명 피해가 있는 곳에는
대규모 사고의 현장에는 사고가 있기 전부터
많은 아즈리엘 천사들이 대기하고 있습니다.
이들을 운반하는 소형 우주 함선들이 대규모로 목격되기도 합니다.
영계에는 천당과 지옥과 연옥은 존재하지 않습니다.
생명에서 분리된 영혼백 에너지가
휴식과 치유를 위해 머물고 있는 공간이 있을 뿐입니다.
영혼들이 윤회 프로그램을 기획할 때
평균적으로 5번의 생을 거시적인 관점에서 계획합니다.
5번의 거시적인 프로그램 속에서
이번 삶의 방향과 프로그램이 짜여지는 것입니다.
오래 걸리는 과정입니다.

지구 행성의 차원상승 과정에서
많은 사람들이 육신의 옷을 벗고 지구 행성을 떠나게 될 것입니다.
지구 행성에서 살다가 죽음의 과정을 거쳐서
영계에 들어온 영혼백 에너지들은 모두
영혼의 진화 과정에 따라 재배치될 예정입니다.
새 하늘과 새 땅에 새롭게 육신의 옷을 입기 위해
지구 영단에 편입될 영혼들이 있습니다.
지구 영단을 떠나
금성의 영계로 보내질 영혼들이 있습니다.
지구 영단을 떠나
자신이 온 영단으로 돌아갈 영혼들도 있습니다.
각자 가야 할 영단으로 나누어 모두 재배치될 예정입니다.
영혼은 소멸하거나 없어지지 않습니다.
영과 혼과 백은 파트너입니다.
한번 파트너로 정해지면
수만 년에서 수백만 년까지 동행하게 됩니다.

영혼백 에너지는 영원합니다.
죽음은 단지 다음 프로그램을 진행하기 위해
잠시 거치는 과정에 불과합니다.
영혼백 에너지는 어떠한 경우에도 소멸하거나 사라지지 않습니다.
단지 기억을 잊은 채
아무것도 모르는 채
어느 행성에서 새로운 형태의 삶을 살아가게 됩니다.
이것이 영혼백 에너지가 가진 숙명입니다.
기억의 단절 속에 영혼백 에너지는
또 다른 생명의 순환과
또 다른 생명의 순환 주기 속에서
결합과 분리를 반복할 뿐입니다.

지구 행성을 떠난 대부분의 영혼들은
우주학교가 개설되어 있는
금성의 영단으로 편입될 예정입니다.
지구와 환경이 75% 비슷한 행성에서
지구 행성에서 펼쳐졌던 다양한 매트릭스들을
다시 경험하게 될 것입니다.
아무것도 모르는 채
아무것도 기억하지 못한 채
기억이 단절된 채로
영혼들의 여행은 계속될 것입니다.
영혼들의 물질 체험은 계속될 것입니다.
영혼의 진화는 멈추지 않을 것입니다.
금성에서
지구에서
또 다른 행성으로
죽음의 과정을 통해
영혼들은 자신이 가야 할 곳으로 보내지게 될 것입니다.
죽음의 과정을 통해
모든 영혼들은 자신이 있어야할 곳에 있게 될 것입니다.
당신의 영혼은 모두 알고 있으며
250만 년 전에 이 모든 것이 결정되어 있었습니다.
이 우주에서
당신의 영혼의 여행에서
아무것도 잘못되는 없습니다.

가야 할 곳에
있어야 할 곳에
당신의 영혼은 있게 될 것입니다.
지구 행성에서 고생 많으셨습니다.

카르마에 대한 정리

생명은 생명의 순환 주기를 통해
윤회의 수레바퀴를 굴리고 있습니다.
내 몸은 나의 생명입니다.
식물과 동물들은 자신의 몸을 먹이로 주고
타인의 몸을 먹으면서
우주의 생명의 순환인 윤회 시스템 속에서 진화를 하고 있습니다.
모든 생명체들은 대우주의 생명의 순환 시스템인
윤회의 수레바퀴를 굴리면서 살아가고 있는 것입니다.
대우주의 생명의 순환 시스템 속에 있는
생명체들은 카르마를 남기지 않습니다.
생명의 순환 주기 속에서
일어날 일들이 일어난 것일 뿐입니다.
식물과 동물의 세계에는 어떠한 유형의 카르마도 존재하지 않습니다.

자유의지를 가진 인간만이
높은 의식을 구현할 수 있는 인간만이
영혼의 물질체험을 위해
영혼의 진화 프로그램들을 진행하는 과정에서
타인의 자유의지를 심각하게 침범한 경우에만
카르마를 남기게 되는 것입니다.
인간은 아무 계획 없이
인간은 아무도 프로그램도 없이
지구 행성에 내던져진 존재가 아닙니다.
영혼이 인간의 몸이라는 외투를 걸치고 하는
영혼의 물질 체험은 우연하게 존재하는 것이 아닙니다.

영혼이 인간의 몸을 입고 세상을 살아가는 시간보다
더 오랜 시간을 행성의 4차원 영계에서
다음 생을 위한 준비와 휴식을 취하면서 보내게 됩니다.

한 번의 삶으로 체험하고 배울 수 있는 것들이
당신이 생각하는 것보다 많지 않습니다.
영혼의 진화 과정에 맞는 인생의 프로그램들을
계획하고 준비하고 수정하면서 보내는 시간들이
당신이 삶을 사는 시간보다 3배 이상 깁니다.
한 번의 인생에 설계하는 삶의 프로그램 내용들은
거시적인 문제와 미시적인 것들까지
모두 고려하여 매우 촘촘하게 짜여집니다.
하늘은 이 모든 것을 시뮬레이션 할 수 있는 기술들을 가지고 있으며
행성의 모든 생명체들을 관리하고 통제하는
거대한 시스템을 가지고 있습니다.
이 시스템을 통해 수십 번 이상 시뮬레이션을 거치면서
영혼의 삶의 프로그램이 수정되고 조정이 이루어집니다.
영혼의 진화 수준에 맞게
개인의 카르마와 공적인 카르마도 고려하여
삶의 난이도가 최종적으로 결정이 납니다.

영혼의 진화 과정에서 체험하고 배워야 할
영혼의 진화 프로그램에 최적화된
시대 상황들이 제일 먼저 결정됩니다.
시대의 상황에 맞게 거시적인 프로그램들이 결정이 되고 난 후
미시적인 작은 프로그램들이 큰 프로그램 속에 끼어들게 됩니다.
지구 행성에서 물질 체험을 한 빛의 일꾼들은
250만 년 전에 35번 정도의 모든 인생의 프로그램이
거시적인 관점에서 기획되고 준비된 것입니다.

이것이 하늘이 일하는 방식이며
하늘의 일이 한 치의 오차 없이 진행될 수밖에 없는 이유입니다.
한생의 인생 프로그램을 실행하고 나서
다음 인생의 프로그램을 진행하는 방식이 아닙니다.

250만 년 전 7번째 대주기를 열기 위한
실험행성과 종자행성으로서
테라 프로젝트(Terra Project)가 창조주에 의해 기획되었습니다.
지구 행성은 250만 년보다 훨씬 이전에
테라 프로젝트를 진행하기 위한 행성으로 준비되었습니다.
테라 프로젝트가 설계되고 이 프로젝트에 참여할 배우들인
영혼들이 모집 공고를 통해 선정되었습니다.
이들을 빛의 일꾼이라고 합니다.
빛의 일꾼만이 먼저 배역들이 정해지고
나머지 배우들이 전 우주에서 선발되어 지구 행성으로 입식되었습니다.
지구 행성에 입식된 빛의 일꾼 144,000명들은
대우주가 진화하는 동안에 쌓이고 쌓인
대우주의 카르마들을 가지고 왔습니다.
대우주의 카르마들이 빛의 일꾼들의 삶의 프로그램 형태로
지구 행성에 펼쳐졌습니다.
테라 프로젝트가 진행되면서
다양한 영혼 그룹들이
지구 행성의 대주기와 소주기 사이에 지속적으로 입식되었습니다.

영혼이 프로그램을 진행할 때마다
자유의지의 남용으로 인한 카르마들이 발생하게 됩니다.
한 영혼이 장군의 삶을 살기 위한 프로그램이 준비되었고
그 프로그램이 땅에서 펼쳐지게 됩니다.
장군은 세계를 통일하고 제국을 건설하였습니다.

세계를 통일하고 제국을 건설하는 동안
전쟁에서 수백만 명 이상을 죽게 하였습니다.
누구에게는 영웅으로 칭송을 받았지만
누군가에게는 원수가 되었으며
많은 사람과 많은 민족들에게 원한을 남기게 되었습니다.
지구 역사는 전쟁의 역사입니다.
지구 역사 속에 개별 영혼들의 프로그램들이 있습니다.
행성의 역사 뒤에
민족의 역사 뒤에는 이렇게
타인의 자유의지를 심각하게 침범하는 카르마들이
발생할 수밖에 없었습니다.
이렇게 발생하는 카르마는
공적인 카르마와 개인의 카르마로 나누어집니다.

공적인 카르마는
민족과 민족 사이에서
부족과 부족 사이에서
나라와 나라 사이에서
집단과 집단 사이의 갈등으로 발생합니다.
서로를 죽이고 노예로 삼고
성적인 학대가 있으며 착취와 억압이 있으며
지배자와 피지배자의 갈등이 있습니다.
이렇게 하여 생긴 카르마들은
행성의 역사가 진행될수록
카르마가 더 쌓이기도 하고
카르마가 해소되기도 합니다.
행성의 문명이 계획되고 프로그램 될 때
장기적인 관점에서 카르마의 균형을 잡아가면서
행성의 역사는 진행되는 것입니다.

공적인 카르마들이 생겨나고 해소하는 과정이
그 행성의 역사가 되는 것입니다.

하늘의 계획이 있기에 땅에서의 펼쳐짐이 있는 것입니다.
공적인 카르마는 개인 영혼들의 카르마에는 영향을 주지 않습니다.
공적인 카르마는 하늘에 의해
행성의 문명들이 소주기와 대주기들이 펼쳐질 때마다
해소되고 정리되는 절차가 진행됩니다.
지구 행성의 물질문명의 종결을 앞두고
지구 행성의 차원상승을 앞두고
지구 행성의 250만 년 동안 쌓이고 쌓여 왔던
공적인 카르마들의 대부분이 하늘의 의해 해소되었습니다.
얼마 남지 않은 지구 행성의 짧은 이 시기는
마지막 남은 공적인 카르마가 해소되는 과정이 진행되고 있습니다.

개인의 카르마는
영혼의 여행을 함께하고 있는 그룹영혼들 사이에서
영혼의 여행을 함께하고 있는 협력자그룹들 사이에서 주로 발생합니다.
영혼은 자신과 비슷한
진화 과정이 비슷한 영혼들끼리 그룹으로 함께하며
서로가 서로에게 꼭 필요한 존재로서
윤회에 참여하는 그룹들이 있습니다.
나의 부인과 남편의 역할을 하기도 하며
나의 동료이자 친구로서 역할을 하기도 하며
나를 힘들게 하는 라이벌의 역할도 하는
내 영혼과 가장 밀접한 역할을 수행하는 영혼 그룹들이 있습니다.
내 영혼의 부모가 되는 영혼들과도 영적으로 연결되어 있습니다.
내 영혼의 여행과 함께하는 그룹 중에
내 영혼보다 높은 차원의 영혼 그룹들이 있습니다.

이들 그룹을 협력자그룹이라 합니다.
이들은 주로 존경받는 관계로
나의 정신적 스승의 역할로
나에게 영향을 가장 많이 주는 부모의 역할들을 통해
당신의 영혼의 여행에 함께 참여하고 있습니다.
영혼들은 자신과 비슷한 수준의 그룹 영혼들과
내 영혼보다 진화한 상위 차원의 협력자 그룹들 사이에서
영혼의 프로그램들이 짜여지게 됩니다.

개인의 카르마는 그룹영혼과 협력자그룹 중에
나와 가장 가까이에서 동행하며
좋은 역할과 나쁜 역할을 하는 관계에서 주로 발생합니다.
역할을 수행하다 보면
배역을 수행하다 보면
다투게 되고 경쟁하게 되고
적이 되기도 하고 원수도 되기도 하고
상념체가 생길 만큼 원한이 발생하기도 합니다.
자유의지를 심각하게 침범하는 상황들이 생겨날 수밖에 없습니다.
이때 생겨난 카르마를 개인의 카르마라고 합니다.

정복 전쟁에서 수십만 명을 죽인 장군은
공적인 카르마가 되는 것이며
자신의 부인과의 갈등 속에서 부인 한 사람을 죽인 것은
개인의 카르마가 되는 것입니다.
영혼이 물질 체험을 위해서는
영혼의 진화 과정을 위해서는
내가 삶을 산다는 것은
나를 둘러싼 거시적인 공적인 카르마와
나를 둘러싼 미시적인 개인의 카르마가

동시에 진행될 수밖에 없는 것입니다.
내 삶의 가장 가까이에 있는 사람일수록
상처도 주게 되고
상처도 받게 되는 것입니다.
나의 영적인 성장을 위해 나를 배신하는 배신자의 배역은
아무에게나 맡길 수는 없는 것입니다.
나에게 상처를 주고 아픔을 주고
나에게 사기를 치고
나를 가슴 아프게 하는 배역들은 주로
내 영혼의 그룹영혼들 중에서 맡기게 되는 것입니다.
내 그룹영혼들끼리는 서로의 영적 진화와 성장을 위해
서로에게 악역을 하면서
서로의 진화를 위해 함께 가는 역할이 있습니다.
개인의 카르마는 나의 그룹영혼들과
나의 협력자그룹들 사이에서 발생하는 것입니다.
개인의 카르마들은 서로 배역을 바꿔가면서
서로 카르마들을 쌓고 풀어 가면서 이루어지는
윤회의 중요한 축입니다.
개인의 카르마는 하늘이 풀어주지 않으며
반드시 육신의 옷을 입고 풀어야 하는 것이 우주의 법칙입니다.

나의 그룹영혼들 사이에서
나와 인연이 있는 협력자영혼 사이에서
개인의 카르마는 이루어지고 있으며
개인의 카르마는 지금 이 순간에도 해소되고 있습니다.
당신의 인생에서 당신을 힘들게 하고
가슴 아프게 하는 누군가가 있다면
당신의 영혼과 그 영혼 사이에
개인의 카르마가 해소되고 있는 중입니다.

인간의 삶이 힘들고 고달픈 이유는
당신이 풀어야 하고 갚아야 하는
개인의 카르마가 있는 경우가 많습니다.
우주에는 공짜가 없습니다.
개인의 카르마는 하늘도 개입할 수 없으며
창조주라 할지라도 개입할 수 없습니다.
이것이 대우주의 법칙입니다.

아무 일도 일어나지 않으면 아무것도 배울 수 없는 것입니다.
당신의 인생에 아무 일도 일어나지 않는다면
당신의 영혼은 성장할 수 없을 것이며
당신의 인생에 좋은 일만 일어난다면
당신은 자만과 교만을 배울 수 있는
최고의 기회가 주어지고 있는 것입니다.
당신의 인생에 행복한 일만 일어난다면
당신의 영혼은 힘들고 어려운 일들을 체험하기 어려운
갓 태어난 베이비 영혼일 것입니다.
영혼의 우주적 신분에 따라
영혼의 진화과정에 따라
지구 행성에서 주어지는 배역들은 달라지는 것입니다.
갓 태어난 영혼에게 왕의 배역을 줄 수 없는 것입니다.
오래된 영혼일수록
우주적 신분이 높은 영혼들일수록
난이도 높은 공적인 카르마를 수행할 수 있는 것입니다.
젊은 영혼들에게는 태어날 때부터
좋은 조건으로 태어나게 하는 것입니다.

공적인 카르마가 많을수록
공적인 카르마가 클수록

우주에서 신분이 높은 영혼들입니다.
개인의 카르마가 많을수록
개인의 카르마의 내용이 복잡할수록
개인의 카르마가 클수록
영혼의 큰 성장을 이룬 영혼들이며
그 대가를 삶 속에서 치르고 있는 것입니다.
공적인 카르마가 없다면
당신의 영혼은 우주적 신분은 높지 않다는 강력한 증거입니다.
공적인 카르마가 많다고 해서 지옥에 가지 않습니다.
공적인 카르마가 많은 빛의 일꾼들은
자신의 삶 속에서 평범한 사람으로 아무것도 모르는 채 살아야 합니다.
최종 상위자아 합일이 늦어지며
남에게 인정받지 못하고
남에게 주목받지 못하는 삶을 살면서
공적인 카르마는 해소되는 것입니다.

개인의 카르마가 많다고 지옥에 가는 일은 없습니다.
개인의 카르마가 많다면 당신은 착한 사람으로 살아가게 될 것입니다.
사기를 당하게 되며 이혼을 하게 되거나
가족을 위해 일방적인 희생을 하고 살거나
타인을 위해 참고 또 참는 인내심이 많은
참 답답한 삶을 살아가고 있을 것입니다.
개인의 카르마가 많으면 많을수록
하는 일마다 되는 일이 없고 되는 일마다 망하게 되고
망하는 일만 골라서 하게 되고 삶에 지치고 사람에게 지치고
자기 자신에게 지치게 될 것입니다.

개인의 카르마는 영혼의 밀린 숙제와도 같습니다.
개인의 카르마는 언젠가는 갚아야 하는 빚을 진 빚쟁이의 신분입니다.

개인의 카르마는
당신의 영혼이 성장하고 있다는 증거이며
당신의 영혼이 진화하고 있다는 증거이며
개인의 카르마가 있고 공적인 카르마가 있기에
영혼의 물질 체험은 재미있고
살아볼 만한 가치가 있는 삶이 되는 것입니다.
개인의 카르마와 공적인 카르마는
당신의 인생의 프로그램을 구성하는 씨줄과 날줄입니다.
이 씨줄과 날줄이 짜놓은 삶이라는 체험을 통해
한 인생이라는 작품이 완성되는 것입니다.
한생 한생의 작품이 모여
당신의 영혼의 진화가 이루어지고 있는 것입니다.

개인의 카르마도
공적인 카르마도
당신의 영혼의 성장을 위해
당신의 삶을 위해
우주에서 준비한 선물이며 축복입니다.
이 우주에서 잘못되는 것은 아무것도 없습니다.
개인의 카르마가 있었기에
공적인 카르마가 있었기에
당신의 힘들고 고달픈 삶이 있었기에
당신의 아프고 아픈 삶이 있었기에
당신의 영혼은 성장할 수 있었으며
당신은 영혼은 진화할 수 있었으며
지구 행성이 차원상승을 할 수 있었으며
대우주도 진화할 수 있었습니다.
모두 수고들 하셨습니다.

윤회에 대한 정리

생명체가 살고 있는 모든 행성에는
생명체들의 영혼백을 관리하는 4차원 영계가 설치되어 있습니다.
영계의 주관자는 그 행성 가이아의 의식이 주관하고 있습니다.
생명체 하나가 생명 활동을 한다는 것은
우연히 일어나는 현상이 아닙니다.
생명들의 탄생과 죽음이 우연하게 일어나는 것처럼 보일 것입니다.
생명체들의 탄생과 죽음의 뒤에는
보이지 않는 세계를 관리하는 하늘이 있습니다.
생명체들의 영혼백의 에너지를 관리하고
정기신의 생성 원리들을 지속적으로 모니터링하며
관리하는 주체가 4차원의 영계입니다.

생명체들이 살고 있는 곳에는
영혼백이라는 에너지들의 출입을 관리하는 출입국 관리소가 있는데
이곳을 4차원 영계 또는 지구 영단이라고도 합니다.
눈에 보이는 생명현상 뒤에는 이렇게 눈에 보이지는 않지만
생명체들의 영혼백의 에너지를 관리하는
영계가 반드시 설치되어 있습니다.
인간의 눈에 보이지 않고
인간의 의식의 수준으로 이해할 수 없지만
생명이 있는 곳에는 영혼백이 있으며 영혼백이 있는 곳에는
이것을 관리하는 특수한 차원 간 공간인 영계가 존재한다는 것은
종교의 영역이 아닌
미신의 영역이 아닌
상식의 영역이며 사실(팩트)의 영역입니다.

삶과 죽음 역시 에너지들의 작용입니다.
생명체가 죽은 후에
인간이 죽은 후에
영혼은 4차원 영계로 들어가 휴식을 취합니다.
백 에너지는 땅으로 돌아갑니다.
삶과 죽음 사이에 존재하는 우주적 이치를
우리 조상들은 혼비백산(魂飛魄散)이라 표현하였습니다.
영혼은 영계(영단)로 돌아가면 일정 기간 휴식을 취하게 됩니다.
일정 기간 휴식기가 지나고 나면
영혼의 물질 체험을 위한 또 다른 삶을 준비하는
윤회의 프로그램의 설계에 참여하게 됩니다.
윤회의 프로그램의 설계가 마치고 나면
임신과 출산이라는 생명현상 속에
영혼백 에너지의 물질 체험이 시작되는 것입니다.
어느 영혼은 식물로
어느 영혼은 동물로
어느 영혼은 인간의 몸을 받아
영혼의 물질 체험이 이루어지는 것입니다.

인류는 그동안 보이지 않는 세계에 대해
너무 모르고 있었으며
알려고도 하지 않았습니다.
물질의 시대에 종교의 매트릭스 속에 갇히고
물질의 시대에 과학의 매트릭스 속에 갇히고
아무것도 기억하지 못하게 되었으며
눈에 보이는 것만을 믿게 되었습니다.
하늘과의 소통이 끊어진 인류가
하늘을 잃어버린 인류가
눈에 보이는 것만을 믿는 것은 어쩌면 당연한 것이 아니겠습니까?

광물에 들어있는 영혼의 양이 다르고
식물에 들어있는 영혼의 양과 크기가 다르고
동물마다 들어있는 영혼의 양과 영혼의 크기가 다 다릅니다.
영혼들은 윤회를 통해서 진화할 수 있습니다.
영혼백 에너지가 생명체 속으로 들어갈 때는
엄격하게 적용되는 우주의 법칙이 있습니다.
이 우주의 법칙을 윤회의 법칙이라고 합니다.

윤회의 법칙

첫째, 광물 → 식물 → 동물 → 인간의 순으로
영혼의 진화가 이루어집니다.

둘째, 광물의 영혼이 진화를 통해 식물에 들어갈 정도로 커지게 되면
식물의 몸을 받을 수 있습니다. (최소 100만 년 이상)

셋째, 식물에 들어온 영혼이 진화를 통해 영혼이 커지게 되면
동물의 몸을 받을 수 있습니다. (약 100만 년 이하)

넷째, 동물에 들어온 영혼이 진화를 통해 영혼이 커지게 되면
인간의 몸을 받을 수 있습니다. (수십만 년에서 100만 년 이하)

다섯째, 인간이 동물의 몸으로 들어가거나
동물의 영혼이 식물로 들어가거나
식물의 영혼이 광물로 들어가는 일은 일어나지 않습니다.

영은 분화를 통해 물질 체험을 합니다.
인간은 상위자아라는 영의 특수한 분화(수직분화)를 통해
영혼의 물질 체험이 이루어집니다.

식물이나 동물들은 일반적인 영의 분화를 통해
영혼의 물질 체험이 이루어집니다.
인간으로 살다가 죄를 지어 동물이나 식물로 태어날 수 없습니다.
인간과 동물의 물질 체험은 서로 다른
영의 분화 방식을 통해 이루어집니다.
인간과 동물은 물질 체험을 하는 트랙(루트)이 전혀 다릅니다.

여섯째, 영혼의 물질 체험이 시작되는 시점점이 모두 다릅니다.
- 1차원 1단계에서 시작하는 영혼 : 상승하는 영혼
- 12차원 1단계에서 시작하는 영혼 : 하강하는 영혼

상승하는 영혼이든 하강하는 영혼이든
시작점이 다르지만 영혼이 진화하는 모든 단계는 똑같습니다.
영혼의 진화는 학점을 이수하듯 모두 이수해야 합니다.
어떤 영혼이든 광물의 체험을 해야 하며
어떤 영혼이든 식물의 몸에 들어가 물질 체험을 해야 합니다.
어떤 영혼이든 동물의 몸에 들어가 동물로
언젠가는 살아야 합니다.
동물로 살면서 자신의 몸을
누군가에게는 먹이와 살을 제공해야 합니다.
우주에서 공짜는 없습니다.
당신이 먹고 있는 음식물들 속에는
영혼들의 희생과 봉사가 있기에 가능한 것입니다.
이 글을 읽고 있는 당신은
식물과 동물의 과정을 모두 체험한 영혼이거나
식물과 동물의 몸에 들어갈 예정인 영혼이
인간의 몸을 먼저 받아 물질 체험을 하고 있는 것입니다.

인간으로 살다가 죄를 지어 동물로 태어나는 것이 아니라
영혼의 진화 과정이 다르기 때문에 발생하는 것입니다.

일반적인 영혼의 진화는
광물 → 식물 → 동물 → 인간의 순으로 진행됩니다.
지구 행성과 같은 실험행성인 경우와
특수한 프로젝트가 진행될 경우는
특별하게 영혼의 진화가 일어나기도 합니다.
어떤 경우이든 모든 영혼들이 이수할 과정은 변하지 않으며
순서만 다르게 진행될 뿐입니다.
이 우주에서 잘못되는 것은 아무것도 없습니다.

일곱째, 의식을 구현하는 능력이 높을수록
진화의 속도가 빠릅니다.
인간의 몸을 받는다는 것은 영혼에게는 축복입니다.
인간은 생명체 중에서
가장 높은 의식을 구현할 수 있기 때문입니다.
영혼이 높은 의식을 구현한다는 것은
가장 높은 수준의 자유의지를 통해
가장 높은 수준의 창조행위를 할 수 있다는 것입니다.
인간의 몸을 입고 힘들게 살고 있는 당신이
장미꽃이나 사과나무에 비해 영혼의 진화 속도가 빠릅니다.
인간의 몸을 입고
왜 사는지도 모르고 살고 있는 당신이
닭이나 소에 비해 훨씬 진화의 속도가 빠릅니다.
인간의 몸을 받아
아무것도 모르고 살고 있는 당신이
하늘에서 비물질 에너지체로 있는 천사보다도
영혼의 진화가 빠릅니다.

여덟째, 인간의 몸을 받는다는 것은
인간이 상상할 수 없는 축복입니다.

인간의 몸은 생명체가 입을 수 있는 외투 중에
가장 최신형 외투이며
초고속 승진을 하기 위해서 꼭 입어야 하는 외투입니다.
인간의 몸을 받기 위해 치열한 경쟁이
진화한 영혼들 사이에서 일어나고 있습니다.
인간이 죄를 지어 짐승의 몸을 입는 일은
이 우주에서 일어날 수도 없는 일입니다.
대우주의 구조를 모르는
인류의 의식 수준에서 나온 이야기일 뿐입니다.

생명이 있는 곳에는 영혼백이 있습니다.
영혼백이 있는 곳에는
영혼백의 출입국을 담당하는 영계(영단)가 있습니다.
영계(영단)가 있는 곳에는 윤회의 법칙이 있습니다.
윤회의 법칙이 있기에 영혼의 진화가 있는 것입니다.
영혼의 진화가 있기에 대우주가 진화할 수 있는 것입니다.
대우주의 진화가 있기에
모든 생명체들은 자신에게 부여된
생명의 수레바퀴가 지속될 수 있는 것입니다.
생명의 수레바퀴는 멈추지 않습니다.
생명의 수레바퀴는 단 한순간도 멈춘 적이 없습니다.
생명의 수레바퀴는 창조주의 의식입니다.
창조주의 들숨과 날숨이 생명 속에 의식이 되어
삼라만상으로 펼쳐져 있는 것입니다.

윤회는 창조주의 의식이며
창조주의 들숨과 날숨이며 생명의 수레바퀴입니다.
한 치의 오차 없이 순행하고 있는 대우주의 법칙입니다.

동물들의 영의 크기

심장이 뛰고 있는 모든 생명체들은
영혼이 존재하고 있습니다.
기록의 필요성이 있어
우데카 팀장이 하늘과의 소통 속에서
동물(어류 포함)들의 영혼의 크기를
12차원 8단계의 빛의 일꾼(아보날 그룹)을
기준으로 하여 살펴보았습니다.

영이 분화할 수 있는 개체의 수   *12차원 8단계 빛의 일꾼(아보날 그룹)기준

인간	흰빛 영혼(6차원)	8~10명	
	은빛 영혼(8차원) & 핑크빛 영혼(9차원)	6명~최대 8명 정도	
	노란빛 영혼(10차원)	4명 정도	
어류	오징어	20만 마리	대구	7만 마리
	고등어	15만 마리	참치	2만 마리
	연어	8만 마리	범고래	1,500 마리
동물	쥐	5만 마리	말	400 마리
	닭	7,000 마리	소	300 마리
	양	2,500 마리	낙타	250 마리
	돼지	2,000 마리	코끼리	150 마리

생명체들은 모두 의식을 가지고 있습니다.
인간만이 영혼을 가지고 있는 것이 아니며
심장이 뛰고 있는 모든 동물들과 어류들은
모두 영혼을 가지고 살아가고 있는 존재들입니다.

어류들은 영 에너지가 아주 조금 들어 있으며
영 에너지가 작을수록
의식을 구현하는 정도가 낮게 형성되며
군집생활을 하는 경우가 많습니다.
동물들은 영 에너지가
어류에 비해 많이 들어가 있기 때문에
동물이 어류보다 높은 의식을 구현할 수 있습니다.
몸집이 클수록
진화된 생명체일수록
높은 의식이 있는 생명체일수록
많은 영 에너지가 필요함을 알 수 있습니다.

생명이 있는 모든 존재들은
모두 영의 크기에 맞게
혼 에너지와 백 에너지가 결합하게 됩니다.
영혼의 크기가 큰 생명체들일수록
높은 의식을 구현할 수 있으며
몸의 크기와도 연관되어 있다는 것을 알 수 있습니다.

생명이 있는 모든 존재들은 영혼을 가지고 있으며
영혼이 없으면 생명체는 존재할 수 없습니다.
빛의 일꾼 한 사람의 영의 크기로
얼마나 많은 동물들에게 생명을 줄 수 있는지 알고 나면
빛의 일꾼 한 사람이
얼마나 소중하고 귀한 존재인지 알 수 있습니다.

영은 생명을 통해 물질 체험을 하고 있습니다.
영은 물질세계의 외투를 입는 순간
누구는 식물이 되고

누구는 동물이 되고
누구는 인간으로 태어나
기억의 단절 속에서
영혼의 물질 체험을 하고 있는 것입니다.
대우주의 순행의 원리에는
영의 여행이 있으며
영혼의 여행이 있으며
영혼백이 함께하는 여행으로 나누어져 있습니다.

영은 창조주 에너지의 분화입니다.
영이 하드웨어에 해당된다면
창조주에 의해 부여되는 사고조절자는 소프트웨어입니다.
영 에너지와 사고조절자 에너지의 결합에 의해
영의 여행이 시작되었습니다.
만물의 시작은 영의 여행에서 시작되었습니다.
영은 생명이며
영은 의식이며
영은 빛입니다.
영은 전체의식 속에서
서로가 서로에게 봉사하고 있습니다.
이것이 대우주의 수레바퀴를 움직이는 진리이며 비밀입니다.
이것이 생명 속에 들어 있는 영의 실체입니다.

식물과 어류들 그리고 동물들은
눈에 보이는 것이 전부가 아닌
모두 창조주의 영 에너지를 공유하고 있습니다.
나와 식물이 다른 이유는
나와 동물이 다른 이유는
나와 돼지가 다른 이유는

나와 소가 다른 이유는
나와 고래가 다른 이유는
영 에너지의 크기가 다르고
소프트웨어에 해당되는 사고조절자에 입력된
영혼의 진화 프로그램이 다르기 때문입니다.
영혼의 여행은 모든 영혼들에게 고유한 과정입니다.
인간이 죄를 지으면 죽어서
축생으로 태어난다고 알고 있는 인류의 생각은
종교 매트릭스를 설치하기 위해 필요했던
오브제✦와도 같은 것입니다.

영혼의 여행은
상승하는 영혼과 하강하는 영혼
크게 두 가지 축으로 나누어져 있습니다.
대우주의 비밀들은
빛의 생명나무에서 출간된
<의식상승 시리즈> 여덟 권에 체계적으로
잘 정리되어 있습니다.
영은 창조주의 에너지입니다.
영은 대우주의 사랑이며
영은 대우주의 전체의식과 분리될 수 없는
창조주의 숨결입니다.
세상 만물은 창조주의 에너지로 서로 연결되어 있음을 전합니다.
우리 모두는 그래서 하나입니다.
지구 행성에 새롭게 건설될 정신문명은
생명 중심주의 사상에서 출발하여
전체의식으로의 의식의 확장을 가져오게 될 것입니다.

✦ 오브제(objet) : 상징적 기능을 하는 사물, 대상. 작품을 만들기 위한 재료

영혼백 에너지에 대한 정리

영의 기원은 16차원입니다.
모든 영은 16차원에서 탄생됩니다.
16차원에서 탄생된 영은
영의 분화를 통해 하위 차원으로 배치되어
영의 여행과 영혼의 여행을 시작합니다.
영이 물질 체험을 하기 위해서는
11차원에서 혼 에너지를 받아야 하며
행성의 4(5)차원 영계에서 백 에너지를 받아야 합니다.
영혼백의 결합 비율에 의해
어떤 영혼은 광물이 되고
어떤 영혼은 식물이 되고
어떤 영혼은 동물이 되고
어떤 영혼은 인간의 몸에 들어가는 것으로 처음부터 특화되어
16차원에서 탄생되어 대우주 곳곳에 배치되는 것입니다.
이 모든 것을 결정하는 프로그램이 있는데
이것을 사고조절자라고 합니다.
사고조절자는 창조근원으로부터 권한을 위임받아
16차원 18단계에서 부여하게 됩니다.

인간의 몸에 들어 있는 영 에너지는
심장 뒤편과 척추뼈 사이의 차원 간 공간에
구슬 모양의 원형으로 되어 있습니다.
동양의학에서 말하는 영대혈 부근입니다.
영 에너지는 원형으로 빛나고 있으며
영 에너지를 작동시키는 프로그램인

사고조절자는 심장의 벽에 생명나무 형태로
나무의 형태로 존재하고 있습니다.
영 에너지와 사고조절자는 서로 분리되어 있습니다.
영 에너지는 인류가 생각하는 것만큼 밝게 빛나지 않습니다.
물질 체험을 하기 위해
혼과 백이라는 두꺼운 외투를 입고 있는 영은 자유롭지 못합니다.
의식이 깨어나지 못한 영과
몸의 진동수가 높아지지 못한 상태에 있는 영은
상위자아 합일을 이루지 못한 영은
깊고도 깊은 동굴에 유폐되어 있는 형국입니다.
혼의식의 영향을 벗어나지 못하고
욕심과 욕망의 상태를 벗어나지 못하고
혼의식이 주관하는 에고의 감옥에 영 에너지가
감금되고 유폐되어 있는 형국에 비유할 수 있습니다.

상위자아와의 합일이 이루어지기 전에는
영이 혼 에너지의 프로그램을 벗어나는 것은
어렵고도 어려운 일입니다.
기도와 수행으로 이루어지지 않습니다.
명상과 운동으로 이루어지지 않습니다.
영의 프로그램에 의해서만 때가 되면 저절로 벗어나게 됩니다.
혼 에너지와 백 에너지들은 모두 영의 지배를 받고 있습니다.
물질 체험을 위해 잠시 혼과 백 에너지에게
자리를 양보하고 있는 것입니다.
혼 에너지의 프로그램이 종료되면 영 에너지는 밝아지게 됩니다.
한 번의 삶을 통해 영 에너지는 크게 밝아지지 않습니다.
한 번의 삶에 반딧불 하나 정도의 밝기가 빛날 뿐입니다.
영혼의 진화는 그만큼 오래 걸리는 과정입니다.
인간이 살아서 몸의 진동수가 높아지고 의식이 깨어나고

상위자아 합일이 일어나는 일은 흔한 일이 아닙니다.
지금과 같이 행성의 은하의 밤이 끝나고
한 주기가 마무리 되고 새로운 주기가 시작될 때나
한 행성의 차원상승이 있을 때만
상위자아 합일이 광범위하게 일어나는 것입니다.
차원의 문과 차원의 벽을 열고
한 행성에 우주의 고차원의 정보를 전달하기로 예정된
게임체인저나 문명체인저와 같은
역할과 사명이 있는 인자들은
상위자아 합일을 통해서만 자신의 일을 완수할 수 있을 뿐입니다.
대부분의 인류의 삶은
진동수를 높이지 못한 채 혼의식의 프로그램 중심으로
영혼의 물질 체험이 진행되고 있습니다.

백 에너지의 프로그램이 종료되면
영혼백은 서로 분리되어 4(5)차원 영계로 돌아가게 됩니다.
이것을 죽음이라고 합니다.
혼 에너지의 프로그램이 종료가 되면
역할자와 사명자에 한하여
준비된 프로그램들이 하늘에 의해 진행됩니다.
몸의 진동수가 높아지고 의식이 깨어나며
상위자아 합일이 일어나게 됩니다.
모든 것이 영을 작동시키는 사고조절자라는
프로그램대로 이루어지고 있습니다.
인간의 자유의지로 삼천배를 3천 배를 해도
기도와 수행을 30년을 한다고 해도
혼 에너지의 프로그램은 단축할 수 없습니다.

당신의 윤회 프로그램이 결정될 때 계획한 그대로 이루어지는 것입니다.

당신의 삶이 80년을 산다고 하면
당신의 영혼은 80년보다 최소 3배 정도의 긴 시간들을
윤회를 준비하는 데 보내게 됩니다.
당신의 영의 진화 여정에 최적화된 혼 에너지 프로그램을 선정하고
선정된 혼 에너지 프로그램의 효율과 성능까지도 고려하여
당신의 삶을 기획하고 준비하고 설계를 하게 됩니다.
윤회를 준비하는 영혼은 5번의 삶을
거시적인 관점에서 기획하고 준비하게 됩니다.
5번의 삶을 전체적인 그림을 그리고
카르마와 인연법들을 고려하여
미시적인 프로그램들이 준비되어 삽입됩니다.
몇 년 단위로 며칠 단위에서부터 하루하루 단위까지 촘촘하게
당신의 삶이 설계되고 계획되어
하늘의 승인에 의해
당신의 한 번의 생이
지금의 생이 펼쳐지고 있는 것입니다.
이것이 하늘이 일하는 방식입니다.
당신의 영혼이 계획한 대로 준비한 삶의 프로그램대로
한 치의 오차 없이 집행하기 위해
공평무사하게 집행하는 것이 하늘이 존재하는 이유입니다.

혼 에너지는 간 중앙의 뒤쪽 부근 차원 간 공간에 있습니다.
건전지 모양의 원통으로 있으며
빛을 발산하고 있으며
모기장 형태의 격자망들이 원통을 감싸고 있습니다.
격자망을 매트릭스라고 하며
빛과 중간계와 어둠의 3종류로 되어 있습니다.
빛의 격자망은 격자망이 크고 엉성하며
빛이 투과를 해도 그림자가 생기지 않습니다.

중간계의 격자망은 빛의 격자망에 비해 촘촘하며
혼 에너지에서 발산하는 빛 에너지의
그림자가 흐리게 나타나게 됩니다.
어둠의 격자망은 중간계보다 더 촘촘하며
혼 에너지에서 발산하는 빛 에너지가
빛과 어둠의 부분으로 명확하게 구분이 됩니다.
혼에 설치된 격자망에 따라 사물을 인식하고
사물을 받아들이는 정도의 차이가 나타나게 되는 것입니다.
사람이 태어날 때부터 성격이 결정되며
정치적 성향 역시 결정이 되어 태어나게 됩니다.
인간의 성격과 기호와 취미를 결정하는 것은
혼 에너지의 격자망이 다른 이유에서 시작됩니다.

혼 에너지의 격자망에는
혼 에너지를 운영하는 프로그램이 설치되어 있습니다.
혼 에너지를 운영하는 프로그램은
현재는 360개 정도가 운영되고 있습니다.
과거에는 약 120개 정도가 운영되었습니다.
혼 에너지를 운영하는 프로그램을 만들고
업데이트하고 관리하는 것이 11차원에서 하는 중요한 역할입니다.
하늘은 식물의 종마다 최적화된 혼의식 프로그램을
만들어 운영하고 있습니다.
동물의 종마다 최적화된 혼의식 프로그램을
설치하여 운영하고 있습니다.
영혼의 진화 과정에 최적화된 혼의식 프로그램을
설치하여 운영하고 있습니다.
혼의식을 운영하는 프로그램이 360개가 있다고
전부 활용할 수는 없습니다.
한 번의 생에 구현할 수 있는 혼의식 프로그램은

평균적으로 10여 개에 불과합니다.
10여 개에 불과한 혼의식 프로그램이
윤회를 설계할 때 혼 에너지를 둘러싸고 있는 격자망에
장착이 되어 태어납니다.
혼 에너지의 프로그램의 효율과 강도를 조절하는 주체는
당신의 상위자아입니다.
혼 에너지 프로그램이 10여 개 설치되면 동시에 작용되면서
다양하고 다층적인 성격을 창조해 내는 것입니다.
인간의 성격이나 성향이
혼의식 프로그램의 조합으로 탄생이 됩니다.

영 에너지가 가장 밝은 궐음(厥陰)의 상태이며
혼 에너지는 영 에너지보다는 밝지 않으나
궐음의 상태는 유지하고 있습니다.
백 에너지는 가장 어두우며
빛의 발산 상태는 토(土)의 상태입니다.
영 에너지의 밝기를 LED 조명에 비유한다면
혼 에너지는 형광등에 비유할 수 있으며
백 에너지는 건전지로 작동하는 야광등으로 비유할 수 있습니다.
백 에너지는 폐의 뒤쪽의 차원 간 공간에 있으며
야광등 모양으로 빛이 나며 명문혈까지 세로로 서 있습니다.
백 에너지를 작동하는 프로그램은 생명회로도에 있습니다.
백 에너지는 건전지처럼 사용하면 방전되는 단순한 구조입니다.
백 에너지를 다 쓰고 나면 생명은
자연적인 죽음을 맞이하게 되는 것입니다.
사람이 나이가 들고 노화가 되는 것은
백 에너지가 쓰이기만 하고 충전되지 않기 때문입니다.
장부에 있는 정(精)이라는 에너지는 음식물을 통해 보충되지만
백 에너지는 한번 쓰면 채워지지 않습니다.

누군가가 정말로 회춘을 하였다면
현실에서는 좋은 음식이나 몸에 좋은 약을 먹어서
그런 것처럼 보이지만 실제로는 하늘에 의해
백 에너지의 주입이 있었기 때문에 가능한 것입니다.
백 에너지의 추가 주입은 자주 일어나는 일이 아닙니다.
엄격하게 제한되어 있습니다.
영혼백의 에너지는 인간의 몸에서는 정기신의 작용으로 펼쳐집니다.
정기신의 작용으로 생명현상을 해석한 것이 동양의학입니다.

영혼백 에너지가 새롭게 리셋(재조정)되는 시기가 있습니다.
상위자아 합일이 예정되어 있을 때는
먼저 몸의 진동수를 높이는 작용이 하늘에 의해 진행이 됩니다.
우리 몸의 세포와 조직과 장부들이
강한 빛의 진동수를 견딜 수 있도록 점차적으로
순차적으로 오랜 시간을 거쳐서 이루어집니다.
몸의 진동수를 올리는 시간이 길수록 몸에 부작용이 없습니다.
몸의 진동수를 올리는 시간이 짧을수록
엄청난 고통을 동반하게 됩니다.
영 에너지가 먼저 주입이 되고
혼 에너지의 조정이 이루어지고
백 에너지의 조정이 이루어집니다.
영 에너지가 주입이 될 때는
차크라가 열릴 때처럼 가슴이 설레며
연애를 할 때처럼 기분이 좋아집니다.
혼 에너지의 조정이 이루어질 때는
감정이 교란되고 감정이 불안정해집니다.
평소에는 느끼지 못했던 감정들을 느끼게 됩니다.
감정과 의식의 분리가 일어나게 됩니다.
전혀 슬프지 않는 상황인데 너무 슬프고

너무 슬픈 상황인데 기쁜 감정이 생깁니다.
혼 에너지를 작동시키는 혼 에너지 프로그램의
재조정이 이루어지고 있기 때문입니다.

백 에너지의 조정이 이루어질 때는
인간의 의지로는 감당할 수 없는 고통이 동반됩니다.
영혼의 에너지가 밝아지고
영혼이 높은 진동수로 조정되고 나면
생명회로도를 통하여 백 에너지의 조정이 이루어집니다.
경락을 통해 높아진 빛 에너지들이
세포와 조직과 장부에 공급이 됩니다.
높은 파장의 빛들이 몸에 정착되는 과정에서
사기와 탁기들이 많이 발생하게 됩니다.
사기와 탁기들이 순환을 통해 몸 밖으로 배출되는 과정에
포의 훈증이 무리하게 발생하게 됩니다.
장부들이 일시적으로 항진되는 증상들이 나타납니다.
상위자아 합일을 이루기 위해 몸의 진동수를 올리는 과정이
영혼백 에너지의 재조정이 이루어집니다.

영혼백의 에너지 정렬은
높아진 영 에너지의 진동수에 맞추어
혼 에너지의 진동수 역시 높아지게 되며
혼 에너지 프로그램들의 재조정이 이루어집니다.
백 에너지의 진동수 조정은 우리 몸의 세포와 조직에
빛이 편재하여 분포하고 배치되고 안정화되는 과정을 거치는 것입니다.
고차원의 빛이 그대로 인간의 몸에 들어와 정착할 수 없습니다.
고차원의 빛을 우리 몸의 세포와 조직들이
감당할 수 있는 정도의 빛으로 전환(다운)하여 이루어집니다.
이 비율들은 호모 사피엔스가 창조될 때부터

준비된 데이터들에 의해 하늘에서 진행하는 정교한 과정입니다.
영혼백의 에너지 조정이 끝나고
영혼백의 에너지 정렬이 끝나면
비로소 상위자아 합일이 완료가 되는 것입니다.
복잡하고 지루한 과정들이 하늘이 일하는 방식에 의해
빛의 일꾼들의 몸에서 몸의 진동수를 높이는
에너지 조정들이 이루어지고 있습니다.
새 하늘과 새 땅에 살아갈 인자들에게도
영혼백의 에너지 조정과
영혼백의 에너지 정렬 과정들이
아무도 모르게 아무도 모르게 진행되고 있음을 전합니다.

영혼백의 에너지 정렬이 이루어지고 나면
최종 상위자아 합일이 이루어지고 나면
영의식과 혼의식이 하나로 통합이 이루어집니다.
혼의식의 프로그램이 영의식에 온전하게 통합이 이루어지는 것입니다.
영혼백의 에너지 정렬이 일어날 때를
성주풀이에서는
'대활령(大活靈=대활연)으로 설설히 내리소서'로 표현하였습니다.
영혼백의 정렬이 무더기로 일어나고 나면
빛의 일꾼 144,000명들이
신인합일이 이루어지는 것이며
인신합일이 이루어지는 것입니다.
이때를 민족종교에서는 일만이천 도통군자의 출현이라 하였습니다.
그때의 일이 지금 이 시기에
아무도 모르게 아무도 모르게 이루어지고 있음을
우데카 팀장이 기록을 위해 이 글을 남깁니다.

빛의 일꾼들의 건승을 빕니다.

오라 에너지에 대한 정리

생명이 있는 생명체는 모두
오라(Aura) 에너지를 발산하고 있습니다.
오라 에너지를 생명장(生命場)이라고도 합니다.
오라 에너지는 7개의 층으로 되어 있습니다.

오라 에너지는 생명체의 건강의 상태를
상징적으로 보여주고 있습니다.
오라 에너지는 인간의 우주적 신분을 보여주고 있습니다.
오라 에너지는 차크라의 상태를 알려주는 징표입니다.
오라 에너지는 영적인 능력을 상징적으로 보여주고 있습니다.
오라 에너지는 보이지 않는 대우주의 진리가
생명체 속에서 생명 진리로 펼쳐지고 있음을
밝히는 상징의 표식입니다.

오라 에너지는 인간의 눈에는 보이지 않습니다.
오라 에너지는 현재의 과학기술로도 밝혀질 수 없습니다.
오라 에너지는 영안이 열려 있는
제3의 눈을 통하여 볼 수 있을 뿐입니다.
눈에 보이지 않는 오라 에너지에 대한
정리의 필요성이 있어
이 글을 기록으로 남깁니다.

오라 에너지의 구성 원리는 영혼백의 에너지입니다.
오라 에너지는 영혼백에 대한 정보를
눈에는 보이지 않는 빛의 형태로 발산하고 있습니다.

백 에너지가 주관하는 층

- 1번째 층

몸의 맨 안쪽에 나타납니다.
몸이 건강하면 흰색의 빛으로 나타납니다.
건강에 이상이 있으면 검게 나타납니다.
오장 육부의 상태를 흑백으로 나타내줍니다.

- 2번째 층

생명회로도의 빛과 경락의 빛과
심장에서 자기장의 빛이 나오는 층입니다.
정상적으로 작동될 때는 투명한 빛입니다.
생명회로도나 경락의 순환과 심장의 자기장이
활발하게 작동될 때에는 황금빛으로 나타나게 됩니다.

혼이 주관하는 층

- 3번째 층

혼은 12개의 감정선을 지배합니다.
감정의 상태에 따라 오라 에너지는 변합니다.
정상적인 상태에서는 빨강색입니다.
감정이 불안정하거나 분노와 슬픔 등을 느낄 때는
빨강색의 채도가 탁해집니다.
기쁘고 희열을 느낄 때는
빨강색의 채도가 밝게 나타나 방사하게 됩니다.

- 4번째 층

혼은 7개의 의식선을 지배합니다.
영의식이 깨어나기 전에는

몸의 진동수가 높아지지 전에는
상위자아 합일이 일어나기 전에는
의식선은 크게 활성화되지 못합니다.
혼 에너지의 영향을 받습니다.
메타 의식구현 시스템에 영향을 받습니다.
정상적인 인지 작용과 의식의 작용이 일어날 때는
파랑색으로 나타나는 층입니다.
창조적인 활동을 하거나 높은 의식을 구현하고 있을 때는
밝고 맑은 파랑색을 발산합니다.
정상적인 인지 작용에 문제가 발생하거나
공포와 두려움의 에너지를 느끼거나 우울한 상태에 있거나
정상적으로 상황 판단이 이루어지지 못할 때는
파랑색이 약하거나 탁한 빛이 발산됩니다.
진동수가 높아지거나 상위자아 합일이 이루어지면
영혼백 에너지의 조정이 이루어집니다.
영혼백 에너지 조정은 상위자아 합일이 이루어진
영 에너지의 크기와 밝기에 최적화되어
영혼백 에너지들의 주파수 조정이 이루어집니다.
이것을 영혼백 에너지 정렬이라고 합니다.
이것을 진동수가 높아진다고 하는 것이며
이런 과정들이 상위자아와의 합일 과정 중에 나타나는
눈에 보이지 않는 에너지 조정 작업입니다.

신이 주관하는 층

- 5번째 층

백회를 통해 들어온 우주의 에너지가
심포에 있는 메타 휴머노이드 에너지 전환장치를 거치게 됩니다.
메타 휴머노이드 에너지 전환장치를 통과한 빛을

동력원으로 사용하여 발산하게 됩니다.
기본적인 빛은 황금색입니다.
무극이나 태극의 세계에서 온 영혼의 빛은
신비감을 줄 정도로 오색찬란하며 화려한 빛을 발산합니다.
물질세계에서 온 영혼들의 빛은 단순하며 화려하지 않습니다.
영혼의 우주적 신분을 잘 대변해 주는 층입니다.
차크라가 열렸을 때는 더욱더 밝게 빛납니다.
5번째 층은 영혼의 우주적 신분이 높으면 높을수록
오색 찬연한 빛이 발산합니다.
오라 에너지 장의 크기를 결정하는 층입니다.
몇 미터에서 수백 미터에 이르는
오라 에너지를 발산하는 층입니다.
일반적으로 오라 에너지를 볼 때 가장 많이 볼 수 있는 층이며
가장 밝게 보이는 층입니다.
상위자아와의 합일이 높을수록
높은 차원의 문과 차원의 벽을 열수록
밝게 빛나며 오라 에너지가 크게 나타납니다.

- 6번째 층

사고조절자 층이라고도 합니다.
빛의 생명나무의 형태로 발산되는 빛입니다.
사고조절자를 많이 깨우면 깨울수록
크리스마스 트리에 빛나는 불빛처럼 반짝이고 있습니다.
오라 에너지의 두께는 매우 얇습니다.

- 7번째 층

영혼의 우주적 신분을 직접적으로 나타내주는 층입니다.
자신의 단전에 있는 빛의 색과 동일합니다.
평소에는 매우 얇게 나타납니다.

자신의 우주적 신분을 나타낼 필요가 있을 때
차크라가 작동이 될 때
하늘의 빛이 강하게 그 영혼에게 비추어 줄 때는
5번째 층보다 밝게 빛나거나
5번째 층보다 더 크게 빛을 발산합니다.

빛을 볼 수 있는 수준에 따라
오라 에너지의 밝기와 형태는 다르게 나타납니다.
오라 에너지의 7개 층을 정확하게 보려면
빛을 보는 12단계 중 최소 7단계는 돼야 뚜렷하게 볼 수 있습니다.
오라 에너지를 보는 대다수의 분들은
사람의 몸에서 희미하게 흰빛의 테두리만을 보는 경우가 많습니다.
이것은 빛을 보는 수준이 낮아서 그렇게 보이는 경우가 있습니다.
또 다른 이유는 인류의 75% 이상인
우주적 신분이 낮은 흰빛과 은빛 영혼들이 발산하는 빛이
희미하게 흰색으로 보이는 것입니다.

오라 에너지는
지축 이동 후 안전지대인 역장 안에서
자신의 우주적 신분을 나타내는 중요한 상징의 표식이 될 것입니다.
많은 인류가 오라 에너지를 뚜렷하게 볼 수 있을 것입니다.
보이지 않는 세계가 있음을
자신의 우주적 신분을
서로가 서로의 오라 에너지를 보면서 알게 될 것입니다.
그날을 위해
그때를 위해
이 글을 우데카 팀장이 기록으로 남깁니다.
인류들의 건승을 빕니다.

경락 차크라 치유의 우주적 원리

심장이 뛰고 있는 모든 생명체는
혈액의 순환 시스템과
기가 흐르는 경락시스템을 가지고 있습니다.

심장에서 생긴 자기장에 의해서
눈에 보이는 혈액 순환(음)이 심혈관계 시스템으로 나타나게 됩니다.

심장에서 생긴 자기장에 의해서
눈에 보이지 않는 경락시스템(양)이 작동하게 됩니다.

심장의 박동에 의해
혈의 순환과 기 순환이 이루어지게 됩니다.
심장이 멈추면 자기장이 사라지면서
혈액과 혈관에 자기장이 걸리지 않아 혈액 순환이 멈추게 됩니다.
심장이 멈추면 경락에 자기장이 사라지면서
경락 속에 기 순환이 멈추게 됩니다.

경락의 구조와 기능에 대해서 인류는
그동안 너무 무지했으며
알 수도 없었으며 이해할 수도 없었습니다.
한의학은 우주의 생명 창조 원리와
대우주의 모든 법칙들을 담고 있음에도 불구하고
경락의 비밀들이 밝혀지지 않음으로 인하여
의서에만 의존하는 제한된 의식에서 벗어날 수 없었습니다.

이제는 때가 되어
우데카 팀장이
경락의 세부 구조와 기능들을
하늘과의 소통 속에서
경락의 비밀들을 밝혀 놓았습니다.
경락의 실체를 정확히 알고 있는 인류는 그동안 없었습니다.

경락은 의서에만 나오는 것으로
인간의 과학기술로는 발견할 수 없었습니다.
호모 사피엔스가 창조주에 의해 창조될 때
그 당시의 우주 공학기술이 총동원되어 창조되었습니다.
생명이 창조되고 나면
생명에 의식이 구현되는 시스템이 장착되어야 합니다.

의식을 구현하는 시스템과 경락시스템이
우주의 생명공학자들에 의해
호모 사피엔스 몸에 8차원의 공학기술로 장착되었습니다.
인간의 생명에 의식을 구현하는 7차원 시스템을
메타 휴머노이드 의식구현 시스템이라 하며
대우주를 인간의 몸에 소우주로 축소시켜 놓은 회로도가
8차원 우주 공학기술에 의해 장착된 것이 경락시스템입니다.

호모 사피엔스는 생명에 의식을 구현하는 시스템과
의식구현 시스템을 지원하는 경락시스템이 장착됨으로써
높은 의식을 구현할 수 있는 토대가 마련되었습니다.

의식(생각=마음)은 경락시스템에 영향을 주고 있으며
경락시스템은 의식(생각=마음)에
서로 영향을 주고받을 수 있도록 프로그램되어 있습니다.

이것을 동양의학에서는 마음은 곧 기(氣)라 표현하였으며
의식의 세계를 기로 표현하였습니다.
기의 세계를 통해
의식(마음)의 세계를 조절할 수 있다는 인식이 생겨났으며
이러한 사상은 모든 병의 근원을 마음(기)에서 찾았으며
기를 조절하는 기술로서
침술과 방제학❖이 발전하게 되었던 것입니다.

경락은 3중 구조의 원기둥으로 되어 있습니다.
바깥쪽에는 심장 작동으로 발생하는 자기장의 통로가 있으며
그 안쪽에는 빛의 통로가 있으며
경락의 맨 안쪽에는 음식물을 통해 흡수된 기가 흐르는
기의 통로가 있습니다.

비유적으로 표현하면 다음과 같습니다.
인간의 질병의 종류를 100으로 보면
경락의 기의 통로에 흐르는
기의 조절로 치료할 수 있는 질병이 35%
경락의 빛의 통로에 흐르는
빛으로 치료할 수 있는 질병이 65% 정도 됩니다.
기존 동양의학의 침술과 방제학은
35%마저 제대로 설명할 수 없었으며
경락이 눈에 보이지 않음으로 인하여
기의 통로를 통해 인간의 몸을 치료하는 방법으로는
치료 기술과 그 효과가 매우 낮을 수밖에 없는
한계를 가지고 있었습니다.
경락을 눈으로 볼 수 없었기에 의서에 의존할 수밖에 없었으며
장님이 코끼리를 만지듯 학문을 제한적으로밖에 펼칠 수 없었습니다.

❖ 방제학(方劑學) : 병을 정확하게 진단하여 치료를 위한 약제의 조제와 처방을 연구하는 학문

고대의 동양의학은
정신문명이 발달한 시절(단군시대)에 다운로딩 방식으로
한민족에게 주어진 하늘의 선물이며
그 선물이 바로 경락시스템이었습니다.
인류의 정신문명이 쇠퇴하면서
물질문명이 발달하면서
경락이 눈에 보이지 않음으로써
경락을 눈으로 볼 수 있는 인자들이 점차로 줄어가면서
경락이 문헌 속에
의서 속에 갇히게 되면서
쇠퇴의 길을 걸어올 수밖에 없었습니다.

이제는 물질문명을 종결짓고
새로운 정신문명을 열기 위해
눈에 보이지 않았던 경락의 비밀과 실체들을 바탕으로
우데카 팀장은 새로운 의학의 패러다임을 열어갈 것입니다.
경락에 존재하는 빛의 통로를 통해
우리 몸에 존재하는 12 차크라를 열어
빛을 소통시키는 기술들이 확보되었으며
실제 치유에 이용할 수 있는 영적인 능력들을
하늘로부터 받을 수 있었습니다.

경락을 통해 흐르는 기의 흐름을 보면서
경락의 빛의 통로를 흐르는 빛을 보면서
장기가 빛으로 치유되는 기전을 설명할 수 있으며
세포 하나하나가 치유되는 모습을
모니터를 보듯 볼 수 있습니다.
인류가 경락을 눈으로 볼 수 있음으로 인해
의학의 새로운 패러다임이 시작되는 것입니다.

비용이 들지도 않으며
단전의 기가 아닌
차크라의 빛을 이용한 치료이기에 부작용도 없습니다.
차크라를 열어야 가능하며
눈에 보이지 않는 세계를
눈으로 볼 수 있는 인자들만이
경락 차크라 치유를 할 수 있을 것입니다.
인연이 있는 하늘 사람에게
인연이 있는 빛의 일꾼들에게
마음 쓰는 법을 익히고
좁은 하늘문을 열 수 있는
인연이 있는 인자들을 위해
하늘이 인류의 미래를 위해 준비한 것이
경락 차크라 치유입니다.
지축 이동 후
물질문명의 종결 이후에
아보날의 수여가 이루어진 후
역장 생활을 통해
인류의 의식이 깨어나게 될 것입니다.

하늘이 우데카 팀장에게
경락 차크라 치유에 관한 권능을 부여한 것은
새로운 정신문명에 어울리는
새로운 의학 혁명인
경락 차크라 치유를
지축 이동 전에 인류에게 먼저 소개하고
경락 차크라 치유의 전파를 통하여
괴질과 바이러스 난을 극복하는데 그 목적이 있습니다.

새 하늘과 새 땅에서 펼쳐지는 의학은
기존의 항생제와 진통제로 열수는 없습니다.
새 술은 새 부대에 담아야 하듯
새로운 6차원의 정신문명에서는
우주의 보편적인 치유법인
경락에 차크라의 빛을 이용하는
경락 차크라 치유가 보편적인 치유 방법이 될 것입니다.

6차원의 정신문명은
6차원의 과학기술 문명과
6차원의 의료기술들이 있어야 가능합니다.
빛의 생명나무 우데카 팀장은
하늘이 한민족에게 주신
경락시스템을 복원하고 계승하여
한민족이 중심이 되는 새로운 정신문명을
한반도에서 시작할 것입니다.

경락 차크라를 이용하여
다가올 괴질과 바이러스 난을 대비할 것이며
각종 불치병과 난치병으로 고통받는 인류에게 희망을 주기 위하여
경락 차크라 치유를 세상에 공개하여
세상을 이롭게 할 것입니다.

눈에 보이지 않는 경락의 세계를
눈에 보이는 경락의 세계로 펼쳐 보일 것입니다.
인연이 있는 인자들을 위해
이 글을 기록으로 남깁니다.

경락 차크라 치유의 특징

경락 차크라 치유를 대중화하고
경락 차크라 치유의 원리를
대중들의 눈높이에서 설명한다는 것은 한계가 있습니다.
눈에 보이지 않는 차크라의 빛과 하늘의 빛을 이용하여
인간의 몸을 치유한다는 것 역시
지금의 인류의 의식 수준에서는 근본적인 한계가 있습니다.

경락 차크라 치유는 경락의 존재를 믿어야 하며
차크라가 존재한다는 것을 믿어야 하며
차크라가 열려야 치유를 행할 수 있으며
영안(靈眼)이 열려
경락을 통해 차크라의 빛으로 치유되는 모습을
치유자가 볼 수 있어야 하며
믿음과 확신이 강할 때 치유의 효과가 나타날 수 있기 때문입니다.

치유를 받는 사람 역시 보이지 않는 세계를 믿어야 하며
치유자와의 정신적인 교감 속에 있어야
치유의 효과가 나타날 수 있습니다.
치유를 진행하는 사람과 치유를 받는 사람 간에 정서적 교감이
아무리 잘 이루어진다고 할지라도
치유가 되고 안되고는
보이지 않는 하늘의 의지에 달려 있습니다.

겉으로 보면 치유자의 능력처럼 보이고
치유자의 권능처럼 보이지만

보이지 않는 세계에서의 본질은
하늘의 승인에 의해서
하늘의 도움에 의해서
하늘의 의지에 의해서
하늘의 계획에 의해서
치유를 받는 사람의 치유 정도가 진행되기 때문입니다.

겉으로 보면
세상의 눈높이에서 보면
치유자의 능력처럼 보이고
치유자의 권능처럼 보이지만
보이지 않는 세계에서의 본질은
치유자는 하늘의 빛의 통로로서의 역할만이 있을 뿐이라는 것입니다.
치유자는 하늘의 빛의 통로로서의 역할에 최선을 다하고
정성을 다하면 되는 것입니다.
이것이 경락 차크라 치유가 갖는 장점이자 치명적인 단점입니다.

하늘은 살릴 사람은 어떠한 경우에도 반드시 그를 구할 것입니다.
하늘의 빛의 통로로서 내가 누군가를 위해 도움을 줄 수 있다는
그 자체만으로 하늘에 감사할 수 있는 인자들에 한해
경락 차크라 치유를 할 수 있는 권한이
하늘로부터 주어질 것입니다.

보이지 않는 하늘을 믿으며
보이지 않는 세계의 주관자인 하늘을 믿으며
하늘이 일하는 방식을 이해하고 있는 인자들 중에
자만과 교만을 버리고
빛의 일꾼으로서
빛의 통로로서

자신의 임무와 역할을 충실히 할 수 있는 인자들에게만
하늘의 좁은문이 열릴 것입니다.

경락 차크라 치유는 아무나 할 수 있는 것이 아닙니다.
보편적이고 합리적인 방식으로 치유하는
3차원의 치유법이 아닙니다.
하늘에 대한 믿음 없이는
보이지 않는 세계에 대한 믿음 없이는
한 걸음도 나아갈 수 없는 길입니다.
과학적으로 설명할 수도 없으며
과학적으로 증명할 수도 없는 참 어렵고 힘든 길입니다.

하늘에서 맺은 것은 땅에서 풀어져야 합니다.
아무도 모르게 아무도 모르게
하늘이 할 수도 있습니다.
하늘이 해야 하는 일들을 대신하여
빛의 통로 역할을 하는 누군가가 필요한데
그 역할을 하는 것일 뿐입니다.

지금 세상에는 영적 능력을 쓰고 있는 치유자들이 많이 있습니다.
자신에게 하늘이 준 선물로 알고 있으며
자신의 기도와 수행의 대가로
하늘이 능력을 준 것이라 믿고 있으며
자신의 선업과 공덕으로 받은 것이라 믿으며
치유의 원리도 모르는 채
하늘이 일하는 방식을 모르는 채
자신의 능력인 양
자신의 권능인 양
치유의 권능을 사용하거나 남용하시는 분들이 많이 계십니다.

경락 차크라 치유는
하늘의 빛의 통로로서
차크라를 열고 차크라의 빛으로 인류의 고통을 치유하고
인류의 고통을 함께 나누기 위해 준비되어 있는
역할과 임무가 있는 인자들에게만 주어지는
치유 능력이자 치유 기술입니다.

하늘의 입장에서 보면 쉬운 병도 없으며 어려운 병도 없습니다.
하늘의 입장에서는 불치병과 난치병이 없습니다.
하늘에서 맺힌 매듭을 땅에서 풀어줄 누군가가 필요한 것이며
대우주의 법칙에 맞아야
하늘도 치유를 진행할 수 있기 때문입니다.

지금은 지구 차원상승을 위한 격변의 시대입니다.
물질문명이 종결되는 시기이며
대자연의 격변을 앞두고 있는 시기이며
새로운 정신문명에 걸맞는
의학의 패러다임이 소개되는 시기입니다.
하늘의 빛의 통로를 위해
하늘이 준비한 인자들의
경락 차크라 치유에 인연이 있는 인자들의 많은 참여를 바랍니다.

사람의 마음을 얻기는 정말로 어렵습니다.
하늘의 마음을 얻기는 하늘의 별따기만큼 어렵습니다.
사람의 마음을 얻을 수 있으며
하늘의 마음을 얻을 수 있는
준비된 인자들에게만
하늘의 좁은문은 열릴 것입니다.

새로운 인류의 탄생

새 술은 새 부대에 담아야 합니다.
새 땅과 새 하늘을 위해 지축의 정립이
지축의 이동과 함께 시작될 것입니다.
새 땅을 위해 대지진과 해일이 있을 것이며
대륙의 융기와 침몰이 있을 것이며
5대양 6대주의 리모델링이 시작될 것입니다.
새 하늘을 위해 지축 이동 과정 중에
얼음 천공이 설치될 것입니다.

새 하늘과 새 땅에서 살아갈
새로운 인류의 출현이 있을 것입니다.
새로운 인류는 하늘에서 뚝 떨어지지 않습니다.
새로운 인류는 구름을 타고 오지 않습니다.
새 하늘과 새 땅에 살아갈 인류들은
아담과 이브의 실험 방식이 아닙니다.
새로운 인류의 출현은 지축의 정립 과정에서
대자연의 격변과 괴질과 바이러스 난을 겪으면서
살아남은 인류들을 통해 이루어질 예정입니다.

호모 사피엔스인 인류가 창조될 때
호모 사피엔스의 창조 능력이 최적화되는 조건으로
지구 환경들이 새롭게 세팅될 것입니다.
호모 사피엔스가 창조될 때의
최적화된 환경을 조성하는 외부의 변화가
하늘에 의해 진행되는 대격변입니다.

호모 사피엔스가 창조될 때의 최적화된 조건으로
리셋하는 내부의 변화 과정이 있는데
이것을 생명회로도의 업그레이드라고 합니다.
생명회로도의 업그레이드는 지축 정립의 4차와 5차 시기에
스타시스와 함께 3개월 정도에 걸쳐
대격변에 살아남은 인류들을 대상으로
하늘의 보이지 않는 손에 의해 이루어질 예정입니다.

생명회로도의 업그레이드의 정점에
3개의 경락이 추가로 개통될 예정입니다.
호모 사피엔스 이전의 인류의 휴머노이드형 모델들은
12경락이 세팅되어 있습니다.
호모 사피엔스 모델은 창조될 때부터
15경락으로 세팅되어 창조되었습니다.
15경락이 장착된 호모 사피엔스는
지구 행성에서 12경락만을 작동하게 하면서
나앙한 실험늘이 있었습니다.
새 하늘과 새 땅에서 살아갈 인류들은
12경락에서 15경락으로 새롭게 세팅되어 살아가게 될 것입니다.
3개 경락의 추가 가동과 함께 3개 경락의 원활한 작동을 위해
무형의 기계장치들이 추가적으로 함께 설치될 예정입니다.

생명회로도의 업그레이드와 3개 경락의 추가 개통으로 인류는
더 높은 수준의 의식 활동을 하게 될 것입니다.
더 높은 수준의 자유의지를 가지게 될 것입니다.
더 높은 수준의 창조능력을 가지게 될 것입니다.
생명회로도의 업그레이드와 3개 경락의 추가 개통으로 인류는
질병으로부터 해방될 것이며 음식으로부터도 해방될 것입니다.
인간이 먹고 사는 문제로부터 자유로워질 것입니다.

새 하늘은 한꺼번에 설치되지 않습니다.
인류의 의식이 깨어나는 속도에 맞추어
얼음 천공이 더욱더 촘촘해질 것입니다.
얼음 천공의 밀도가 촘촘해질수록
인류의 과학기술들은 수정(水晶 crystal)을 이용하기 시작하면서
비약적인 도약이 있을 것입니다.
인류의 문명이 자기장 문명에서 수정 문명으로 전환이 되면서
인류의 평균 수명은 3천 년을 넘기 시작할 것입니다.

새 하늘과 새 땅은
얼음 천공이 설치되면서 시작되는 것입니다.
새 하늘과 새 땅에
생명회로도가 업그레이드된 새로운 인류가
새로운 정신문명을 열게 될 것입니다.
새로운 정신문명 속에서 진행되어야 할
수많은 하늘의 프로그램들이 준비되어 있습니다.
새로운 정신문명에 최적화된 새로운 인류가
생명회로도의 업그레이드와 함께
준비되고 있음을
시작될 것임을
하늘과의 소통 속에서
우데카 팀장이 기록으로 전합니다.

인류들의 건승을 빕니다.

그렇게 될 것이며
그렇게 예정되어 있으며
그렇게 되었습니다.

미래 의학 :
현대 의학의 미래

인류의 현대 과학은
우주적 관점에서 보면 5차원의 초입단계에 들어와 있습니다.
스마트폰이나 인공지능과 같은 과학기술은
5차원에 해당되는 기술입니다.
현대 과학을 기반으로 현대 의학은 존재하고 있습니다.
현대 과학의 첨단 과학기술 장비들이 인간의 병을 진단하고
인간의 질병의 치료하는데 관여하고 있습니다.

지구 차원상승 과정에서 물질문명이 종결된다는 것은
현대 과학의 종결을 의미하는 것이 아닙니다.
현대 과학을 뒷받침하고 있는
가치 체계와 믿음의 체계들이 붕괴되는 것을 의미합니다.
과학기술의 도움이나 과학문명의 물질적인 토대 없이
새로운 정신문명은 건설될 수도 없으며
새로운 정신문명은 존재할 수가 없습니다.
현대 과학을 뒷받침하고 있는
낡은 의식의 패러다임들이 붕괴됨을 뜻합니다.
보이는 것만을 믿으려는 의식의 체계들은 모두 붕괴될 것입니다.
보이지 않는 세계를 부정하는 과학의 패러다임이
보이지 않는 세계를 인정하는 패러다임으로 변하게 될 것입니다.
진화론과 창조론의 본질에 인류의 의식은 접근하게 될 것입니다.

새로운 정신문명은
고차원의 과학기술 문명을 바탕으로 이루어질 것입니다.
물질의 세계를 연구하는 과학자들의 의식이 변화될 것입니다.

세상을 보는 눈과
세상 만물을 보는 과학자들의 의식이 높아지면서
우주 창조의 원리들과 법칙들에 눈을 뜨게 될 것입니다.
신에 대한 의식의 대전환이 있을 것이며
지축의 정립 후 안전지대인 역장 안에서
인류들의 의식의 대혁명이 준비되어 있습니다.
보이지 않는 세계에 눈뜨는 인자들이 등장하게 될 것입니다.
살아남은 모든 인류들은 자신의 우주적 신분에 따라
영적인 능력들을 가지게 될 것입니다.
보이지 않는 세계를 볼 수 있고
보이지 않는 세계를 느낄 수 있으며
보이지 않았던 대우주의 법칙과
보이지 않았던 생명 진리를 알게 될 것입니다.

인류는 너무나 많은 것을 잃고 난 뒤에야
보이지 않는 세계에 눈을 뜨게 될 것입니다.
인류는 너무나 많은 이별들을 겪고 난 뒤에야
보이지 않는 세계를 믿게 될 것입니다.
인류의 가슴 속에서
잃어버린 하늘을 되찾고
하늘과의 소통이 회복되고
하늘의 소리를 들을 수 있을 때까지
영성의 시대가 본격적으로 펼쳐지기 전까지
인류는 한 번도 경험하지 못한 재난의 상황을
겪고 또 겪게 될 것입니다.
재난을 겪으면서 공동체 생활을 하면서
뼛속까지 물질화된 의식을 내려놓게 될 것입니다.
물질의 시대에서 영성의 시대로 들어가기 위한
피눈물 나는 고통의 시간들을 통과해야 합니다.

새로운 정신문명은 구호로 이루어지는 것이 아닙니다.
하늘이 준비한 모든 고난의 과정들을
인간의 몸을 통해 직접 겪으면서
뼛속까지 물들어 있는 물질에 대한 인식과
물질을 대하는 인류 의식의 대전환을 이루어내야 합니다.
인류의 의식이 깨어나면서
보이지 않는 세계를 믿게 되면서
하늘의 실체를 알게 될 것입니다.
신에 대한 잘못된 모든 관념들이 바로 잡히게 될 것입니다.
결코 낭만적인 상황이 아닙니다.
생과 사의 갈림길에서 동료들의 죽음을 지켜보면서
의식을 깨워야 하는 피눈물 나는 과정들이
하늘에 의해 준비되어 있음을 전합니다.

현대 과학과 현대 의학 기술들은
대우주의 공학적 관점에서 보면
유치원 정도의 수준밖에 되시 못합니다.
아주 작은 부분을 차지하고 있으며 기초적인 수준에 지나지 않습니다.
안전지대인 역장 안에서
새로운 자기장 문명이 등장하게 될 것입니다.
수정을 이용한 문명이 탄생하게 될 것입니다.
지구 행성에는 지저인들을 통한
5차원과 6차원 과학기술들이 등장하게 될 것입니다.
고차원의 과학기술들이 인류의 의식의 확장과 함께
지구 행성에 순차적으로 도입될 예정입니다.

빛의 일꾼들 중에 고차원의 과학기술들을
지구 행성에 정착시키고 발전시킬 인자들이 준비되어 있습니다.
지구 행성에 고차원의 과학기술을 도입하고

인류의 의식의 확장을 위해
정보 전달자의 역할과 임무를 가진 빛의 일꾼들이
하늘에 의해 준비되어 있음 또한 전합니다.
빛의 일꾼들과 빛의 일꾼들을 도와주는 협력자들에 의해
지금과는 전혀 다른 과학기술 문명들이 펼쳐질 것입니다.
하늘의 계획 속에
하늘의 의지 속에
지구 행성은 최고의 과학기술을 기반으로 한
새로운 정신문명이 펼쳐질 것입니다.

기존의 과학기술들과 현대의 의료 기술들이
새롭게 펼쳐지는 과학기술들과 자연스럽게
충돌 없이 흡수될 것입니다.
보이지 않는 세계를 자연스럽게 인지하고 받아들이게 되면서
현대의 의료기술들은 동양의학을 중심으로 하여 통합될 것입니다.
지축이 정립되는 과정에
인류의 생명회로도의 업그레이드가 이루어질 것이며
3개의 경락이 추가로 작동되면서
인류는 통증과 질병으로부터 해방될 예정입니다.

생명 탄생의 원리에 기초한 새로운 의학이 시작될 것입니다.
사상의학이 12가지의 체질로 확대되면서
인간과 동물 그리고 식물들의 에너지를
12가지 유형으로 구분하게 될 것입니다.
12가지 유형으로 나눈 음식물을 섭취하게 되면서
인간의 소화기관과 경락시스템들은 최적화될 것입니다.
생명회로도의 업그레이드로 인하여 소화 흡수율이 높아지고
포의 기능이 좋아지면서 정기신의 생성이 훨씬 많아질 것입니다.
지금 인류는 하루에 3끼를 먹지만

미래의 인류는 3일에 1끼로 줄어들 것입니다.
12지파의 에너지 유형별로 살게 되면서
12지파에 맞는 음식물을 먹게 되면서
음식물의 섭취는 더욱더 줄어들게 되어 있습니다.

우리나라에만 존재하는 사상 체질이
12체질로 확장이 될 것입니다.
모든 생명들은 12가지 에너지 유형으로 창조되었습니다.
인간의 몸을 12가지 체질로 분류하면서
체질에 맞는 음식물을 섭취하면서
인간이 창조될 때의 본래의 환경으로 최적화되면서
인간은 질병으로부터 해방될 것입니다.
자연스럽게 인류들은 12지파로 나누어
공동체 생활을 하게 될 것입니다.
하늘에 계획에 의해
하늘의 의지에 의해
너희를 위해
이것을 위해
100년 전에 사상의학이 한반도에서 준비되어 있었습니다.
사상체질이 12체질로 확장되면서
12지파로 나누어 살면서 체질에 맞는 음식물을 먹게 되면서
인류의 평균 수명은 지금의 10배 이상 늘어나게 될 것입니다.
모든 것은 에너지의 법칙 속에 있습니다.
모든 것은 에너지의 작용이며
에너지의 작용을 설명하는 것이 과학이며 의학이며
진리의 실체인 것입니다.

새 하늘과 새 땅에서 펼쳐질
새로운 정신문명에 당신을 초대합니다.

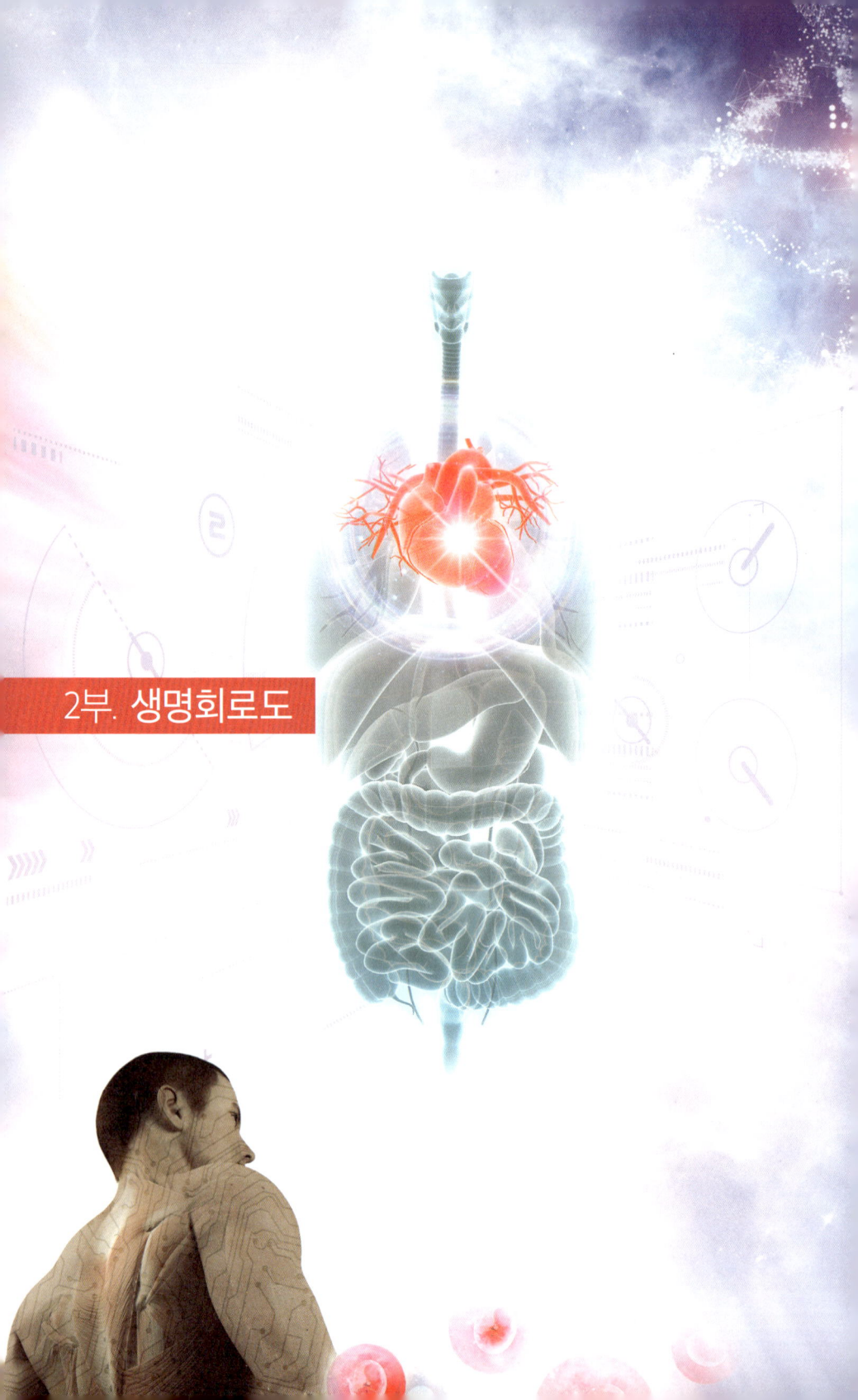

2부. 생명회로도

호모 사피엔스의 생명회로도 ①
경락

호모 사피엔스는
우주의 7번째 주기를 열기 위한 휴머노이드형 중 최신형 모델로
우주의 과학기술이 총 집약된 모델입니다.
호모 사피엔스는 심장의 박동에 의해 작동되는
눈에 보이는 혈액 순환 시스템(음)과
눈에 보이지 않는 경락 순환 시스템(양)으로 구성되어 있습니다.

호모 사피엔스는
눈에 보이지 않는 경락시스템이 약 30% 정도를 차지하며
나머지 70%는 경락과는 다른 생명회로도에 의해 운영되고 있습니다.
복잡하고 다양한 방식에 의해 생명에 의식이 부여되어
창조 활동을 할 수 있도록 창조되었습니다.
우주 진화의 결정체인 동시에
최신 우주 과학기술이 집약되어 탄생한 최신형 모델입니다.

호모 사피엔스의 5장 6부의 생리학적 순환 시스템은
눈에 보이지 않는 생명회로도에 의해 복잡하게 운영되고 있습니다.
인간의 5장 6부는
입으로 들어온 음식물의 소화와 흡수를 거쳐
세포나 조직에 영양분을 공급하는
혈액 순환 시스템을 통해 운영되고 있습니다.
이 혈액 순환 시스템을 보완하고
5장 6부의 장부의 기능을 조율하는
컨트롤 센터 역할을 하는 생명회로도가 있으며
이 생명회로도에 의해 경락의 순환 시스템 또한 관리되고 있습니다.

호모 사피엔스에 설계되어 있는
생명회로도는 가전제품에 있는 전자회로보다
수백 배 복잡하고 정교하게 디자인되어 있습니다.
생명회로도는 생명운반자에 들어 있는
생명조절자 프로그램에 의하여 운영되고 있습니다.
생명회로도는 백 에너지로 되어 있으며
생명회로도가 하드웨어라면
생명조절자는 소프트웨어라고 할 수 있습니다.

생명회로도와 경락시스템은 연동되고 있으며
생명조절자 프로그램의 내용에 따라
경락시스템이 작동되고 있습니다.
경락은 3중 구조로 되어 있는 것과
2중 구조로 되어 있는 것이 있습니다.
경락을 구성하고 있는 세부적인 내용을 정리하면 다음과 같습니다.

경락은 보통 3중 구조로 되어 있습니다.
자기장의 통로와 빛의 통로가 있으며
가장 안쪽에 음식물의 흡수를 통해 생성된
기가 흐르는 통로가 있습니다.

3중 구조로 되어 있는 경락의 종류

- 자기장의 통로, 빛의 통로, 기의 통로로 구성
    - 12 경맥
    - 임맥과 독맥
    - 세맥
    - 표리관계❖

표리관계(表裏關係) : 표(表)에 해당하는 6부와 리(裏)에 해당하는 6장이 오행(五行)상 같은 기운끼리 서로 연결된 에너지 교환 관계. 간-담, 심-소장, 비-위, 폐-대장, 신-방광, 심포-삼초의 관계

2중 구조로 되어 있는 경락의 종류

- 자기장의 통로와 빛의 통로만 있는 경락
  - 기경팔맥
  - 장부상통❖

- 자기장의 통로와 기의 통로만 있는 경락
  - 임맥과 독맥이 하나로 만나 단전에 연결되는 경락

- 빛의 통로와 기의 통로만 있는 경락
  - 오장 사이를 서로 연결하는 경락
  - 간과 신장 사이를 연결하는 경락
  - 심장과 신장 사이를 연결하는 경락
  - 폐와 신장 사이를 연결하는 경락

경락에 자기장의 통로가 있는 것과
자기장이 없는 것과의 차이는
다음과 같습니다.
경락 표층에 자기장의 통로가 있다는 것은
속도를 향상시키는 목적과
흐름의 방향성이 정해져 있다는 것을 의미합니다.
경락 표면의 자기장은
경락이 흐르는 속도를 결정하며
정해진 방향으로만 경락을 흐르게 하는 역할을 하게 됩니다.

생명회로도를 흐르는
특수한 형태의 경락도 있는데
수소음 심경과 족궐음 간경이 있습니다.

❖ 장부상통(臟腑相通 = 공변관계 共變關係) : 경락의 깊이(표·반표반리·리)에 따라 같은 층에 위치하여 서로 직접 통하며 에너지 건강 상태가 동시에 함께 변하는 에너지 교환 관계 간-대장, 심-담, 비-소장, 폐-방광, 신장-삼초, 심포-위의 관계

수소음 심경은
뇌의 중심부를 지나면서
뇌의 기저핵이나
시상과 시상하부
간뇌와 중뇌 소뇌 부분에
기와 빛을 공급하고 있으며
그 모양은 모기향처럼 되어 있으며
가장 중심부에서
가장 밝은 빛을 내고 있습니다.
외곽부의 빛들은 뇌의 각 부분에
경락을 통해 기와 빛을 공급해 주고 있습니다.
3중 구조의 경락입니다.

족궐음 간경은
대뇌 피질 전체를 흐르고 있으며
문어발처럼 되어 있으며
문어발 하나하나에서 빛과 기를 공급해 주고 있습니다.
입체적으로 보면
마치 야구장의 조명탑처럼 세 갈래로 형성되어 있으면서
대뇌 피질 전체에 빛과 기를 공급해 주고 있는
특수한 모양을 하고 있습니다.

시절인연이 되어
호모 사피엔스의 몸에 흐르는
생명회로도 중 일부인 경락의 모양과 구조를
우데카 팀장이
의식이 깨어나는 인류들과
깨어나는 빛의 일꾼들을 위해
기록으로 남깁니다.

호모 사피엔스의 생명회로도 ②
에너지

호모 사피엔스를 움직이는 에너지는
영혼백(靈魂魄)의 에너지이며
이것을 한의학에서는 정기신(精氣神)이라고 합니다.

영(靈)은 창조주를 통해 탄생되며
사고조절자라는 영의 진화 프로그램을 통해
영의 여행을 하는 것입니다.
혼(魂)은 빛과 중간계와 어둠이라는
매트릭스를 통해 영의 진화를 돕고 있습니다.
백(魄) 에너지는 행성 가이아의 에너지를 받아서 생성되며
행성의 가이아에게서 받는 에너지를 체(體)라고 한다면
백 에너지를 운영하는 소프트웨어인 프로그램을
생명조절자라고 합니다.
생명조절자는
생명회로도를 움직이는 프로그램이며
생명운반자 속에 존재합니다.

호모 사피엔스의 생명회로도를 움직이는 프로그램을
생명조절자라고 합니다.
호모 사피엔스의 생명력을 구성하는 백 에너지는
그 행성 가이아의 게(Ge) 에너지이며
가이아의 게 에너지 속에는
네 가지 에너지가 함께 들어 있습니다.
호모 사피엔스는 유전학적으로나 에너지적으로나
4개의 형질을 조합하여 창조된 휴머노이드형 모델입니다.

네 가지 에너지는 다음과 같습니다.
- 조류의 에너지 : 조류의 유전형질
- 어류의 에너지 : 어류의 유전형질
- 갑류의 에너지 : 갑류(파충류)의 유전형질
- 주류의 에너지 : 주류(포유류)의 유전형질

호모 사피엔스는
네 가지 유전형질의 조합을 통해 창조되었습니다.
네 가지의 에너지 조합을 통해 12지파의 에너지들이 탄생하였습니다.
영의 에너지 조합을 통해 12지파가 탄생되었으며
백의 에너지 조합을 통해서도 12지파가 탄생되었습니다.
네 가지 유전형질을 가진 에너지들 간의 조합에 의해
12지파의 유전형질이 확보되었습니다.

호모 사피엔스의 백 에너지는 생명회로도에 입력이 되며
생명조절자에 의해 생명이 탄생될 때
네 가지 특성에 맞게 생명조절자의 프로그램에 의해
5장 6부의 장부의 크기와 기능들이 결정됩니다.
영혼의 물질 체험과
이번 생애에 최적화될 수 있는 성격과 외모들이
생명조절자에 정확하게 프로그램이 확정이 되고 난 뒤에
여성의 자궁에서
태아의 5장 6부의 크기와 특성이 선천적으로 결정이 되어
세포 분열을 통해 생명이 탄생되는 것입니다.

우연히 탄생된 생명은 우주 어디에도 없으며
보이지 않는 세계에서 치밀한 준비와 계획이 있으며
차원의 문을 열기 위한 수많은 승인 과정을 거쳐
생명 하나가 탄생하게 됩니다.

백 에너지의 생명조절자 프로그램에 따라
탄생된 생명체에 영혼이 들어오면서
육신을 입고 하는 영혼백의 물질 체험이 시작되는 것입니다.

백 에너지의 생명조절자 프로그램은
영혼의 프로그램과
사전에 충분히 조율과 검토와 승인이라는 복잡한 절차를 거쳐
천상정부(하늘)의 모나노 시스템과
메타 의식구현 시스템을 부여받아
영혼백의 프로그램 사이의 완전한 조율을 거쳐
영혼백의 물질 체험이 이루어지는 것입니다.

호모 사피엔스의 네 가지 유전형질이
다음과 같은 원리에 의해 결정이 됩니다.
- 조류의 에너지가 강한 유형 : 태양인
- 어류의 에너지가 강한 유형 : 소음인
- 주류의 에너지가 강한 유형 : 태음인
- 갑류의 에너지가 강한 유형 : 소양인

조류 유형이 가장 강하게 나타나는 유형의
에너지 조합은 다음과 같은 세 가지입니다.
- A유형 : 조류 에너지 4 어류 3 갑류 2 주류 1
- B유형 : 조류 에너지 4 갑류 3 주류 2 어류 1
- C유형 : 조류 에너지 4 주류 3 어류 2 갑류 1

같은 원리에 의해
유형마다 세 가지 세부 유형이 탄생되며
이 원리에 의해 12가지 백 에너지를 기준으로 하는
12지파가 형성이 되는 것입니다.

네 가지 유전형질(에너지)을 기반으로 탄생한
호모 사피엔스의 질병 치료는
크게는 네 가지 유형에 의해 분류되며
12 유형으로 세분화할 수 있습니다.
역장 안에서 사상의학(四象醫學)은
생명 창조 원리들이 구체적으로 밝혀지면서
많은 인류들의 생명을 구하게 될 것입니다.
사상의학은 미래 의학의 중심에 있을 것입니다.
사상의학을 한민족에게 전하고 가신
이제마 선생님은 14차원에서 하강한 영혼이며
멜기세덱 그룹이며 단지파의 에너지를 가지고 계신 분입니다.
우주의 생명 창조 원리를 담고 있는 사상의학을 펼치시다
그 뜻을 다 이루지 못하고 가셨지만
지금 다시 육신의 몸을 입고 태어나 활동하고 계십니다.

인류의 미래 의학인 사상의학을
역장 안에서 이제마의 생을 살았던 분이 결자해지할 것입니다.
이것이 하늘의 계획이며
하늘의 비밀이며
하늘이 일하는 방식입니다.
한반도는
모든 정신문명들이 결자해지하는 곳이며
완성되는 곳입니다.

우데카 팀장이
시절인연이 되어
우주의 비밀을 전하며 기록으로 남깁니다.

호모 사피엔스의 생명회로도 ③
시스템

호모 사피엔스는
생명회로도라는 눈에 보이지 않는 시스템에 의해
눈에 보이는 육체의 생명 시스템이 작동되고 있습니다.
생명회로도는 생명운반자에 있는
생명조절자 프로그램에 의해 운영이 되고 있으며
생명조절자 프로그램은
영혼의 진화 과정에 최적화된
호모 사피엔스의 5장 6부의 크기와 특징을
선천적으로 결정하게 되는 것입니다.

내가 어머니 뱃속에서 태어나기 전에
영혼의 프로그램 내용에 최적화된
생명조절자 프로그램이 먼저 결정이 된 후
그 프로그램대로 생명이 탄생됩니다.
탄생된 생명에 영혼이 들어와 영혼백이 결합되어
호모 사피엔스라는 외투를 입고 살아가고 있는 것입니다.

우리 몸의 생명회로도에는
경락시스템을 지원하는 많은 무형의 장치들이 존재합니다.
비장을 절제한 사람에게서
갑상선을 절제한 사람에게서
그 기능이 지속적으로 작용하고 있는 경우들이 있습니다.
사지를 절단한 사람에게서 나타나는 환상통❖은
보이지 않는 생명회로도의 영향입니다.

환상통(幻想痛 phantom pain), 환지통(幻肢痛 phantom limb pain) : 팔다리 등 신체 부위가 절단된 후에도 절단 부위가 있는 듯이 해당 부위에 느껴지는 통증

실제로 우리 몸의 생명회로도를 볼 수 있는
영안(靈眼)이 열린 인자들이 나타나
인체 내에 있는 생명회로도를 보게 된다면
그 경이로움을 인간의 언어로 표현한다는 것은
불가능하다는 것을 알게 될 것입니다.

호모 사피엔스는
생명회로도에 기초하여 창조되었습니다.
생명회로도에 의해
눈에 보이는 혈액의 순환이 이루어지고 있으며
눈에 보이지 않는 경락의 순환이 원활하게 이루어지고 있습니다.
생명회로도에 있는 무형의 장치가 있기에
5장 6부의 기능들이 원활하게 작동하고 있는 것입니다.

한의학에서 추상적으로 표현되고 있는
간장혈(肝藏血)과 심생혈(心生血)
위생혈(胃生血)과 포(包)의 훈증(薰蒸) 기전
진액(津液)의 순환 기전
간의 소설(疏泄) 작용의 원리 등은
생명회로도에 전자기판의 원리처럼
그 기능을 하는 무형의 장치들이 존재하고 있음을 볼 수 있습니다.
무형인 이들 생명 장치들은
차원 간 공간 속에 존재하며
생명회로도를 통해 생명의 순환을 돕고 있습니다.
생명회로도는 정교한 컴퓨터 회로망처럼 되어 있으며
우주 과학기술이 총동원되어 탄생하였습니다.

심장이 뛰고 있는 생명체들일수록
생명회로도가 복잡하게 설계되어 있으며

높은 의식을 구현할 수 있는 생명체들일수록
생명회로도는 정교하게 프로그램되어 있습니다.
생명회로도에는
수많은 봉인들이 되어 있음 또한 확인할 수 있습니다.
생명회로도에 있는 조절 장치를 통해
인간의 모든 질병들을 유발할 수 있으며
모든 통증들을 컨트롤할 수 있으며
인간의 감정과 의식마저도 조정할 수 있습니다.

호모 사피엔스에는
독맥에 의식을 구현하고 조정하는 7개의 선들이 있으며
임맥에는 감정을 조절하는 12개의 감정선이 존재합니다.
이들 모두는 생명회로도에 연결되어 있으며
인간의 감정 하나에서부터 의식의 상태까지도
생명회로도를 통해 통제하고 조절할 수 있는
시스템이 존재하고 작동하고 있습니다.

하늘은 인간을 완전한 통제 속에서
생명회로도를 통해 관리하고 통제하고 있습니다.
질병에서부터 통증의 강도까지
감정 하나하나에서부터
의식과 잠재의식 무의식의 차원까지
그리고 메타 의식구현 시스템까지
생명회로도를 통해
인간의 모든 것을 관리하고 통제하고 있습니다.

호모 사피엔스 몸에
설계도처럼 되어 있는 생명회로도는
천상정부(하늘)의 관리 시스템 속에 네트워크로 연결되어 있습니다.

모니터 화면을 보듯 생명회로도를 볼 수 있으며
모니터의 화면을 보면서
생명회로도의 완전한 관리와 통제 속에
기혈의 흐름을 조절할 수도 있으며
장부로 가는 혈액의 흐름을 조절할 수도 있으며
모든 변수를 차단할 수도 있으며
변수를 추가할 수도 있습니다.
심지어 암을 발생시키고
바이러스 감염을 유발시키는 기전을 작동시킬 수도 있습니다.
감정의 흐름 또한 조절할 수 있으며
인간이 가진 모든 것들을
하늘은 하늘 스스로 정한 법칙에 맞추어 실행하고 있습니다.

인간은 보이지 않는 세계에 의해
완전한 통제와 관리 속에 있다는 것을
인지할 수 있을 때만이
하늘 무서운 줄을 비로소 알게 되는 것입니다.
하늘은 모든 것을 감추어 놓았으며
하늘은 모든 것을 다 알면서
하늘은 처음과 끝을 다 알면서
시치미를 뚝 떼고
차원 간의 문을 걸어 잠근 채 지켜보고 있을 뿐입니다.
개입할 때와 그냥 지켜 볼 때의 구분조차도
영혼백의 프로그램에 따라 그렇게 시행하는 것입니다.
보이지 않는 무형의 장치들과 시스템들을 통하여
호모 사피엔스가 자유의지를 가지고 살아가는 것을
최대한 보장해 주고 있으며
영혼백이 함께하는 물질 체험을
지원하기 위한 프로그램들의 조율과 미세 조정이

여러분들의 상위자아와 천상정부 사이에서
주기적으로 이루어지고 있습니다.

눈에 보이는 것은
눈에 보이지 않는 세계에서 이미
결정이 난 것들이 펼쳐지는 것입니다.
우연히 일어나는 일은 아무것도 없으며
하늘의 완전한 관리와 통제 속에서
생명의 순환 시스템이 작용하고 있는 것입니다.

호모 사피엔스를 창조할 때
실무진에게 내려간 프로젝트명은 다음과 같습니다.
인간은 상상할 수 있는 모든 것을 할 수 있는 존재입니다
모든 것을 창조할 수 있도록 허락된
무슨 짓을 창조할지도 모르는 인간을
완전하게 통제할 수 있는
관리 시스템이 먼저 설계되고 창조된 뒤에
그 프로그램과 절차에 의해서
호모 사피엔스가 창조되었습니다.

시절인연에 의해
호모 사피엔스의 창조 비밀들과
보이지 않는 세계의 비밀들과
생명의 순환 시스템 속에 숨어 있는
우주적 진실을
의식이 깨어나고 있는 인자들과
깨어나고 있는 빛의 일꾼들에게
우데카 팀장이 전합니다.

호모 사피엔스의 생명회로도 ④
심장

호모 사피엔스의 생명회로도는
심장의 벽에 존재하며
인간의 눈에는 보이지 않습니다.
인류의 과학기술이 7차원 이상으로 발전한다면
생명회로도와 경락시스템을 발견할 수 있을 것입니다.

심장의 벽에 존재하는 생명회로도는
심장이 뛰고 있는 모든 생명체에도 존재하며
생명회로도의 복잡도에 따라
의식구현 시스템의 수준이 결정이 됩니다.
생명회로도는 생명 작용을 이루는
소프트웨어 프로그램이라고 할 수 있으며
영에 부여되는 사고조절자에 의해 운영되고 있습니다.

생명체들이 환경에 적응하고
생명체들이 진화하고
생명체들이 의식을 구현하는
모든 것들을 조절하는 시스템이 있는데
이것을 생명회로도라고 합니다.
생명회로도는
사고조절자에 의해 운영이 되며
사고조절자는 창조주에 의해 부여됩니다.
사고조절자는 영이 분화함에 따라
차원별로
생명체들의 종별로 부여됩니다.

생명이 있는 모든 존재는 영이 있으며
영과 함께 혼이 부여되며 그 행성의 백 에너지가 부여됩니다.
생명체는 영이 입는 외투와도 같으며
영에 부여된 사고조절자에 의해
생명회로도가 운영되고 있습니다.
생명회로도는 아무나 누구나
수정할 수 없으며 변경할 수 없으며
오직 사고조절자를 부여한
창조주의 의지에 의해서만 변경될 수 있을 뿐입니다.

난치병과 불치병에서 회생하는 인자들과
기적이 일어나 살아남은 사람들은
사고조절자 프로그램이 변경되어
살아나거나 회복된 것이 아닙니다.
우연을 가장한 필연처럼 보이고
좋은 약을 먹어서 좋아진 것처럼 보이고
좋은 음식을 먹어서 좋아진 것처럼 보이고
좋은 기운을 받아서 좋아진 것처럼 보이고
내 기도를 하늘이 들어준 것처럼 보이고
내 정성이 하늘을 감동시킨 것으로 보이고
내 수행의 대가로 몸이 좋아진 것처럼 보일 뿐입니다.
인간의 눈높이에서 본 종교의 매트릭스이며
믿음과 신념의 매트릭스이며
기도와 수행의 매트릭스일 뿐입니다.
모든 것은 하늘에서 준비된 계획들이
우연을 가장하여 기적을 가장하여
하늘이 일하는 방식에 의해
그것조차도 기획되고 프로그램된 것이
세상에서 펼쳐지는 것일 뿐입니다.

생명회로도의 수정과 변경은 쉽게 이루어질 수 없습니다.
차원별로 엄격하게 통제되고 있으며
사고조절자에 의해서
차원 관리자들에 의해서
생명회로도는 수정될 수 있을 뿐입니다.
동양의학에서 심장을 군주지관(君主之官)이라 한 것은
심장벽에 눈에 보이지 않게 설치되어 있는
생명회로도의 중요성을 그 시대의 용어로 기록한 것입니다.

심장에 생명회로도가 있다면
세포의 핵에는 그 생명체의 유전 정보가 들어 있으며
세포 분열을 주관합니다.
인류의 과학기술이 발전하면서
유전자들의 변형이 일어나는데
유전자 변형이 발생한 생명체에
새로운 생명회로도가 필요한 경우에는
하늘에 의해 새로운 생명회로도가 이식되거나
업그레이드되는 방법으로
하늘의 보이지 않는 손이 작용하고 있습니다.

인간의 과학기술 뒤에는
인간의 생명공학 기술의 이면에는
하늘의 보이지 않는 손이 우연을 가장하여
아무도 모르게 아무도 모르게 작용하고 있습니다.
보이는 세계에서 펼쳐지는 모든 것은
보이지 않는 세계에서 이미
결정이 난 것이 펼쳐지는 것입니다.
이것이 완전한 통제가 갖는 의미이며
대우주가 순행하고 있는 이유입니다.

인간이 새로운 품종을 개발한 것처럼 보이고
품종을 개량한 것처럼 보이지만
이것을 뒷받침하는 하늘의 보이지 않는 손이
작용하고 있다는 것을 아는 것이
하늘 앞에 겸손한 인류의 모습이며
하늘의 실체에 다가서는 모습이며
하늘이 일하는 방식을 아는 것이며
하늘과 인간이 공동으로 창조하는 역사이며
하늘 무서운 줄 안다는 것이며
대우주가 한 치의 오차 없이
예정된 진화 과정들이 펼쳐지는 이유입니다.

생명회로도는
영혼의 물질 체험을 위해
영혼의 프로그램을 이수하기 위해
태어나기 전에
생명회로도의 전체 프로세스가 결정됩니다.
영혼의 삶의 프로그램의 미세조정은 5년
건강과 질병에 관한 미세조정은 7년마다
여러분들의 상위자아의 요청에 따라
하늘에 의해 조정되고 조율됩니다.
이것이 '인명은 재천이다'가 갖는 우주적 진실입니다.

세상에서 일어나는 모든 것에
우연히 일어나는 것은 없으며
모든 것이 하늘의 정교한 시스템 속에서
하늘이 일하는 방식에 의해
한 치의 오차 없이
하늘의 완전한 통제 속에

보이지 않는 세계에서 이미 결정난 것들이
보이는 세계에서 펼쳐지는 것입니다.
세상에서 일어나는 불치병과 난치병의 치유의 기적 뒤에는
하늘의 보이지 않는 손이 작용하고 있습니다.
보이지 않는 손이 작용되지 않는 곳이 없으며
생명이 살아가고 있는 보이지 않는 세계에
생명회로도가 있으며
사고조절자가 있으며
기도와 수행으로 열 수 없는
차원의 문이 있으며
인간의 사랑이나 간절한 바람으로 열 수 없는
차원의 벽이 있으며
차원의 문과 차원의 벽 사이에
무심한 하늘의 맨얼굴이 있습니다.
대우주의 사랑은 공평무사하며
만인과 만물에게 평등한 것입니다.
그 속에 대우주의 사랑이 있으며 창조주의 사랑이 있습니다.

의식이 깨어나고 있는 인자들과
깨어나고 있는 빛의 일꾼들을 위해
우데카 팀장이
이 글을 기록으로 남깁니다.

호모 사피엔스의 생명회로도 ⑤
심포

생명회로도는 생명에 관한 모든 것을 결정하는
핵심 소프트웨어입니다.
생명회로도는 생명현상에 필요한
모든 프로그램이 입력되어 있으며 생명현상의 중심에 있습니다.
생명회로도는 심장벽에 존재하며
상위자아와 천상정부와 사고조절자에 의해
엄격하게 관리되고 통제되고 있습니다.

사고조절자는 심장을 싸고 있는 막인
심포(心包)에 존재하고 있습니다.
심포막에 존재하고 있는 사고조절자는
파라다이스에 있다고 알려져 있는
생명나무의 형태로 존재하고 있습니다.
생명회로도가 기계장치의 회로도와 같다면
심포에 존재하는 사고조절자는 생명나무의 형태로 존재하며
입체감이 있는 빛의 생명나무 형태로 존재하고 있습니다.

인간을 소우주라고 한 것은 바로
대우주의 중심에 빛의 생명나무가 있듯이
인간의 심장을 둘러싸고 있는 심포의 막에
사고조절자가 생명나무의 형태로 존재하고 있기 때문입니다.
생명나무는
파라다이스에 존재하는 빛의 생명나무를 축소하여
살아 있는 에너지의 형태로
모든 생명체들의 심포에 존재하고 있습니다.

심장이 뛰고 있는 생명체들에게는
모두 심포의 벽에 생명나무가 들어 있으며
이 생명나무의 빛의 힘에 의해
모든 생명체들은 그 생명력을 발휘할 수 있습니다.
모든 생명체들의 생명의 근원적인 힘이
바로 생명나무에서 기인하는 것입니다.
이 생명나무를 사고조절자라고 하며
창조주께서 영에게 부여하는 것으로
사고조절자를 부여받아야 생명력을 유지할 수 있으며
영의 개체성과 영의 독립성을 유지할 수 있습니다.

식물에는 주로 뿌리 세포의 핵막에
단순하고 간단한 생명나무가 존재합니다.
동물마다 심포에 존재하는 생명나무의 숫자와
복잡도가 다르게 나타납니다.
생명나무가 많이 존재할수록
생명나무의 가지가 많고 복잡할수록
생명나무의 빛이 밝게 빛날수록
고등 생명체가 되며 높은 의식을 구현할 수 있습니다.
동물들 중 호모 사피엔스인
인간의 심포에 있는 생명나무가 가장 복잡하고
가장 빛이 나며 가장 많은 숫자가 존재하고 있습니다.
생명체들의 생명력의 원천은 바로
심포에 무형으로 존재하는 생명나무이며
이것을 우주에서는 사고조절자라고 하며
이것을 창조주의 숨결이라고 말하기도 하며
대우주의 숨결이라고도 하며
대우주의 전체의식이라고도 하며
창조주의 사랑이라고도 합니다.

에너지체로 존재하는 분들은
영 에너지와 사고조절자인 생명나무 에너지의 결합을 통해
몸이 없어도
에너지체만으로도 의식을 구현할 수 있습니다.
생명나무는 곧 사고조절자이며
사고조절자는 창조주의 의지이며 권능이며 사랑입니다.

물질 세상에는 영혼들이 하늘에서의 신분을 내려놓고
계급장을 다 떼고 물질 체험을 위해
영혼들마다 다양한 삶의 프로그램들을 이행하며 살아가고 있습니다.
물질 체험을 하고 있는 영혼들은
반드시 죽어야 하는 필사자(必死者)로서의 숙명이 존재합니다.
육신을 옷을 입은 영혼은
때가 되면 육신의 옷을 벗어야 하며
새로운 육신의 옷을 입어야
영의 물질 체험이 가능하기 때문입니다.
이런 물질 체험을 하기 위한 영혼들에게는
생명회로도를 필사자의 의지대로 조절할 수 없도록
원천적으로 차단되어 있습니다.
생명회로도는 인간의 의지로 바꿀 수 없으며
인간의 기도와 수행으로도 활성화시킬 수 없습니다.
모탈(mortal 必死) 세계를 여행하는 유한한 인간은
생명회로도에 접근할 수 있는 권한이 없으며
오직 자신의 상위자아와 하늘에 의해서만
관리되고 통제되고 있습니다.
인간의 생로병사가 생명회로도에 프로그램 되어 있는 대로
하늘에 의해 관리되고 조율되고 있다는 것을
알아채고 눈치를 챈 인자만이
생명에 관한 우주적 진리를 비로소 안다고 할 수 있는 것입니다.

생명회로도는 인간의 생로병사의 중심이며
그 중심에 영혼의 진화 과정이 있으며
영혼의 삶의 프로그램이 존재하는 것입니다.
생명회로도에 접근할 수 없도록
엄격한 차원의 벽과 차원의 문이 존재하고 있었기에
모든 인간은 태어나면
백 년도 살지 못하고 반드시 죽어야 하는
필사자로서의 삶을 살다가 가는 것이
인간의 운명이자 숙명이었습니다.

천부경(天符經)의 비밀은
생명 창조의 비밀과 생명회로도의 비밀
그리고 심포라고 알려져 있는
생명나무의 비밀을 알려주고 있었습니다.
천부경에서는
선천 세상은 심장이 중심이 되는 세상이며
생명회로도가 중심이 되는 세상임을 알려주고 있습니다.
후천 세상인 개벽 이후의 세상은
심장이 중심이 되는 세계가 아니라
심포 즉 마음이 중심이 되는 세상이라는 것을
그 시대의 상징 코드인 숫자와 한자를 이용하여
우리 민족에게 알려주고 있었습니다.

새로운 세상
새 하늘과 새 땅은
새로운 정신문명이 탄생되는 것입니다.
새로운 정신문명은
마음이 중심이 되는 세상
정신이 중심이 되는 세상

생명의 존엄성이 중요시되는 세상
창조주께서 영에게 부여한 사고조절자를 통해
창조의 법칙과 원리들을 배우고
사랑의 법칙들을 배우는데
마음 = 의식 = 정신을 사용하여
창조주의 의식으로
창조주의 품으로 점점 더 가까이
다가갈 수 있는 기회가 주어지는 것입니다.

아무에게나
마음 = 의식 = 생각으로 창조할 수 있는
권능을 부여할 수는 없는 것입니다.
새 하늘과 새 땅에 살아간다는 것은
자신의 영혼의 진화 과정상 필요한 물질 체험을
일정 부분 마친 영혼들에게만 주어지는 졸업식이며
새로운 행성에 입식할 수 있는 입장권의 티켓이 발부되는 것입니다.
지구 행성은 차원상승 후
6차원의 과도기 문명을 거쳐
12차원까지 행성이 차원상승될 예정입니다.
이 기간은 다른 행성에 비해 매우 짧을 것이며
지구 행성에 살게 될 영혼들에게는
상상할 수 없는 축복이 될 것입니다.

마음으로 이루어 가는
고도의 정신문명이 지구 행성에 펼쳐질 것이며
우주에서 가장 빛나는 보석 행성이 될 예정입니다.
마음은 기(氣)라
마음은 곧 심포라
마음과 의식이 하나가 될 때

마음과 의식과 생명이 하나가 될 때
마음이 생명나무와 사고조절자와 합일을 이룰 때
비로소 마음이 사고조절자를 통해
생명회로도에 영향을 미치게 될 때
생명회로도가 마음과 하나가 될 때
인간은 비로소 필사자의 운명에서 벗어나
영원한 생명을 육신의 옷을 입은 채로
최소 1,000년에서 3,000년까지 살아갈 수 있을 것입니다.

이것이 차원상승이 갖는 의미이며
심장 중심의 생명회로도에서
심포 중심의 생명나무 중심으로 변하게 되는
미래 의학의 패러다임의 변화이며
새로운 정신문명이 펼쳐지는
새 하늘과 새 땅에서는
생명나무가 활성화되면서
사고조절자가 더 많이 활성화되면서
지금까지와는 전혀 다른 새로운 인간
새로운 문명이 탄생되는 것입니다.
그 중심에 심포가 있으며
생명나무가 있으며
사고조절자가 있습니다.
이것이 지구 차원상승에 숨겨져 있는
대우주의 진리이며
지구 행성에 설치되어 있는
의료 매트릭스의 불편한 진실입니다.

인류들의 건승을 기원합니다.

호모 사피엔스의 생명회로도 ⑥
메타 의식구현 시스템과 심포

인간의 몸은 5장 6부로 되어 있다고 알고 있었습니다.
동양의학에서는 심장을 싸고 있는 막을
심포라고 하는데 이것을 5장에 추가하여
인간의 몸을 6장 6부라고 인식하고 있습니다.

동양의학에만 있는 심포라는 개념은
심장을 싸고 있는 막이라는 것을 제외하고는
알려진 게 거의 없었습니다.
심장과 심포의 구분이 명확하지 않았으며
심포가 우리 몸에서 어떠한 역할과 기능이 있는지
명확하게 알려진 것이 없었습니다.
심포와 삼초의 기능과 역할에 대해
시절인연에 의하여
우데카 팀장이 기록을 위하여
이 글을 남깁니다.

심장에는 호모 사피엔스의 생명회로도가 있습니다.
심장을 가진 모든 동물들의 심장의 막에 있으며
인간의 눈에는 보이지 않고
현대 과학의 도구로도 확인할 수 없습니다.
인류의 과학기술 문명이 6차원의 문명으로 진입할 때는
동물의 종마다 다양하게 존재하는
생명회로도를 확인할 수 있을 것입니다.
동물들의 진화 정도에 따라
심장의 벽에 있는 생명회로도는 복잡하면서 고도화되어 있습니다.

호모 사피엔스의 생명회로도가 가장 복잡하고
고도로 발달되어 있습니다.

심포에는 생명에 의식을 구현하는
의식구현 시스템이 설치되어 있습니다.
생명에 의식을 구현하는 시스템은
인간의 눈에는 보이지 않는
무형의 정교한 기계장치들로 되어 있습니다.
높은 의식을 구현하기 위해서
인체의 임맥선 상에 12개의 감정선들이
기계장치로 존재하고 있으며 이 선들이
심포의 메타 의식구현 시스템에 연결되어 있습니다.
12개의 감정선들의 조합과 통합에 의해
호모 사피엔스는 복잡하면서도
다양한 감정을 느낄 수 있는 것입니다.

인간의 독맥선에는 눈에 보이지는 않지만
인간의 정신작용을 조절하는
7개의 의식을 조절하는 코드선이 있습니다.
7개의 에너지선들에 의해 뇌의 활성도가 달라지며
뇌의 기능이 확장되거나
뇌의 역할들을 정교하게 조절하게 됩니다.
독맥에 존재하는 7개의 의식선 또한
심포의 막에 설치되어 있는
메타 의식구현 시스템에 연결되어
인간의 의식의 층위가 다양하게 펼쳐질 수 있는 것입니다.
심포에 존재하는 의식구현 시스템에
감정선 12개의 코드선과
의식을 담당하는 7개의 코드선이 연결되어 있어

호모 사피엔스의 의식을 통합적으로 구현하고 있습니다.
의식을 구현하는 시스템들은
인간이 상상할 수조차 없는
정교한 기계장치들로 구성되어 있습니다.
시절인연이 있는 인자들과
보이지 않는 세계를 보는 영안이 열려있는 인자들을 통해
우데카 팀장의 이 기록이
우주의 진실임이 증명될 것이며
전 세계에서 때가 되면 그들이 나타나게 될 것입니다.

호모 아라핫투스의 몸에는
감정선이 15개가 있으며
의식선이 9개로 이루어져 있으며
호모 사피엔스보다 더 정교한 메타 의식구현 시스템이
심포막에 세팅되어 있습니다.
호모 아라핫투스는 현생인류인 호모 사피엔스의
미래 버전이며 진화된 외투입니다.
호모 사피엔스는 대우주가 6주기에 걸쳐 진화하는 동안
우주 공학기술이 집약된 최신형 휴머노이드형 모델입니다.
호모 아라핫투스는
호모 사피엔스의 업그레이드된 버전으로
실험행성인 지구 행성에서 시험 가동 중인
최신형 휴머노이드형 모델입니다.

인간의 몸에는 정교한 기계장치들이 있으며
생명 활동과 높은 의식을 구현할 수 있습니다.
겉으로 보면 5장 6부와 근골계로 이루어진 것처럼 보이지만
눈에 보이는 것보다 더 정교하고
고도화되고 집적되어 있는 생명회로도가 있으며

생명회로도에 연결된 복잡한 기계장치들을 볼 수 있으며
이러한 장치들은 모두
생명회로도와 연결되어 있음을 볼 수 있습니다.
심포막에 있는 메타 의식구현 시스템과
심장막에 있는 생명회로도는
공간 속에 공간이 존재하는 원리❖에 의해
입체적으로 되어 있으며 서로 연결되어 있습니다.

호모 사피엔스는
영혼이 물질 체험을 위해 입어야 하는 외투로서
창조된 휴머노이드형 중 가장 최신의 모델입니다.
현 인류인 호모 사피엔스는
우주 진화의 최고의 산물이며
우주 공학기술들이 총집결된
우주 진화의 최종 걸작품입니다.
호모 사피엔스에는 이렇게 중요한 우주의 비밀들이 있으며
높은 의식을 구현할 수 있고
동물 중 가장 높은 수준의 사고 기능과
창조 능력이 부여되어 있습니다.
그만큼 하늘의 입장에서는 관리가 필요하고
통제가 필요하고 안정적으로 관리할 수 있는
온갖 장치들을 설치할 수밖에 없었습니다.

호모 사피엔스의
생명회로도와 메타 의식구현 시스템은
여러분들의 상위자아와
인류가 하늘이라 알고 있는
천상정부의 관리자들에 의해 관리되고 통제되고 있습니다.

❖ **공간 속에 공간이 존재하는 원리** : 우주는 인간의 눈에 보이는 3차원을 포함한 다수의 차원과 공간이 우주의 고차원 과학기술에 의해 중첩되어 존재함

나의 자유의지처럼 보이고
내 마음대로
내 감정대로
내 생각대로
내 삶을 살고 있는 것처럼
겉으로는 그렇게 보이지만
보이지 않는 세계에서는
인류의 감정과 의식선들이 관리되고 있으며
생명회로도와 의식구현 시스템들 모두가
하늘과 여러분들의 상위자아에 의해
관리되고 통제되고 있는 것이
보이지 않는 세계의 진실입니다.

호모 사피엔스는
생명회로도와 메타 휴머노이드 의식구현 시스템 속에서
영혼의 물질 체험을 하고 있는
아바타로서 입을 수 있는 최신형 외투입니다.
호모 사피엔스는
하늘의 완전한 통제와 관리 속에
영혼의 진화 과정에 맞는
영혼의 프로그램을 이수하고
극적인 물질 체험을 할 수 있도록
가장 업그레이드된 최신형의 휴머노이드형 모델입니다.
이것이 호모 사피엔스와 관련된
의료 매트릭스의 불편한 진실입니다.

시절인연에 의해
기록을 위해
우데카 팀장이 이 글을 남깁니다.

호모 사피엔스의 생명회로도 ⑦
포의 훈증

포(包)란 심장을 싸고 있는 막(보자기)으로
알려져 있으며 심포라고도 부릅니다.
포의 기능과 작용을 살펴보면 다음과 같습니다.

포는 우리 몸에서
체액(진액)의 생성과 순환을 담당하고 있습니다.
우리가 먹은 음식이 소화기관을 거쳐
소장에서 흡수된 영양분은 간으로 가고
가볍고 입자가 고운 것들은 경락의 시스템을 통해
에너지를 공급하고 있습니다.
소장에서 흡수된 영양 물질은
간문맥(肝門脈)을 거쳐 간으로 가게 되고
간은 영양물질을
소설작용(疏泄作用)을 통해 심장으로 공급하고
심장은 심혈관계 시스템을 통해 전신으로 영양분을 공급합니다.

간의 소설작용으로 심포에 보내진 영양분이
포의 훈증이라는 작용을 거치면
체액과 진액의 생성이 이루어집니다.
심포에는 눈에 보이지 않는 정교한 기계장치들이 있으며
2중의 깔때기 모양으로 되어 있습니다.
심포의 포의 훈증의 원리는
원유가 정제 과정을 거쳐 다양한 석유 화합물로
분류되는 방식으로 이루어지고 있습니다.

간에서 심포로 보내진 영양분은 포의 훈증(가열)에 의해
한 번 찌면 혈액(血液)이 되고
두 번 찌면 진액(津液)이 되고
세 번 찌면 정(精)이 되고
네 번 찌면 담음(痰飮)❖이 되고
다섯 번 찌면 폐정(閉精)이 됩니다.
폐정이란 정 생성이 이루어지지 않는다는 것을 의미합니다.

포에서 훈증이 과하게 된 혈액은 노폐물이 되는데
이 노폐물들은 비장에서 파괴되거나
담에서 청혈작용❖으로 재활용됩니다.
폐정이 되고 나면
우리 몸에 정(에너지원)의 공급이 중단되고
6장에 정이 축정(蓄精)되지 못하므로
정 부족 현상이 전신에 나타나게 됩니다.
정 부족이 오랜 시간동안 지속되면
세포의 변형으로 돌연변이나 암 등 불치병이 발생합니다.

포의 작용과 기능은
혈액의 생성
진액의 생성
정의 생성
담음의 생성
폐정을 형성합니다.
동양의학에서 중요한 것들이
실체가 없는 포에서 이루어지고 있습니다.

담음(痰飮) : 몸 안에 진액이 여러 가지 원인으로 제대로 순환하지 못하고 특정한 부위에 정체되어 생긴 병증
청혈작용(淸血作用) : 혈분(血分)의 사열(邪熱)을 제거하는 작용이며 피를 맑고 깨끗하게 함

서양의학이나 동양의 의료 매트릭스에서는
이해나 설명이 어려운 부분들이
포(包)라는 무형의 기계장치들에 의해
생성되고 순환되고 있는 것입니다.
동양의학에서 추상적이어서 이해가 어려웠던
심포와 삼초의 작용에 대해
설명의 필요성이 있어 기록을 위해
우데카 팀장이 이 글을 남깁니다.

심포는 상통관계에 있는
심포 ⇌ 위
간 ⇌ 대장 사이에서
진액의 생성과 담음의 생성에 관여하고 있습니다.
포는 동양의학의 근본이라 할 수 있는
정의 생성과 정의 축정에
삼초와 함께 관여하고 있습니다.
삼초 기능의 중심에 심포가 있습니다.
심포는 삼초의 핵심 역할이 있으며
심포와 삼초 중 상초의 포❖가 짝을 이루고
심포와 삼초 중 하초의 포❖가 짝을 이루어
포의 작용은 우리 몸의 세 곳에서 이루어지고 있으며
이것을 삼초(三焦)라고 합니다.

그동안 동양의학 베일에 싸여 있던
심포와 삼초의 기능을
우데카 팀장이
현재의 의료 매트릭스가 해체되고 난 뒤
미래 의학의 기초 설계를 위해

상초(上焦)의 포(包) : 갑상선의 포의 훈증장치
하초(下焦)의 포(包) : 자궁·전립선의 포의 훈증장치

그동안 동양의학에서 감추어졌던
포와 삼초의 기능에 대하여
대우주의 비밀을 하늘과의 소통 속에서 전하였습니다.

호모 사피엔스의 몸은
서양의학이나 서양 생리학의
작용이 일어나고 있는 생명현상의 이면에
보이지 않는 생명현상들이
정교한 기계장치들에 의해 존재한다는 것을 밝힙니다.
호모 사피엔스는 생명회로도에 의해 관리되고 통제되고 있으며
포와 삼초 역시 정교한 생명회로도의 통제 속에
생명현상이 펼쳐지고 있음을 전합니다.
인류 역사상 처음으로 공개되는 이 내용들이
누군가에게는 말도 안 되는 헛소리로 들릴 수도 있으며
누군가에게는 불편한 진실이 될 수도 있으며
누군가에게는 진리로 다가올 것입니다.

포의 훈증이란
우리 몸에 있는 체액이나 진액의 농도가
포의 열에 의해 진하게 되는 것을 의미하며
진한 진액은 끈적끈적하게 되며
진액의 순환에 의해 흡수(회수)되기가 어려워지면서
세포와 조직에 문제를 일으키게 됩니다.
진액의 농도가 높아지면서
기혈 순환이 원활하게 이루어지지 못함으로써 담음이 되며
담음은 모든 병의 근원이 됩니다.
담음이 더욱더 진행되면 폐정이 되는데
폐정은 세포 단위나 조직 단위의 변형이나
기형을 가져오게 됩니다.

이것이 불치병이나 원인을 알지 못하는 질환을
이해하고 설명하는데 중요한 이론적 근거들이 될 것입니다.
뜻있는 인자들의 참여를 기대해 보겠습니다.

지구 행성에 설치된 의료 매트릭스는
현대 과학기술 문명의 정점에 있으며
과학적 합리주의를 무기로
제약회사들의 카르텔에 힘입어 완고하게 형성되어 있습니다.
새로운 정신문명을 열기 위해서는
심포와 삼초에 관한 의식의 확장이 필수적인 요인입니다.

의식이 깨어나고 있는 인자들과
깨어나고 있는 빛의 일꾼들에게
우데카 팀장의
호모 사피엔스의 생명회로도 시리즈는
의식을 전환할 수 있는 중요한 이론적 토대들이 될 것입니다.
그 중심에 심포와 삼초의 비밀이 있습니다.
불편한 진실에서 시작한 심포와 삼초의 비밀이
누구나 받아들일 수 있는 보편적 상식이 될 때까지
피눈물 나는 과정들이
지구 차원상승의 험난한 여정과 그 궤를 함께 할 것입니다.

이제 인류는 보이지 않는 세계로 나아가는
첫 발걸음을 시작한 것입니다.
이것이 심포와 삼초가 갖는 우주의 비밀이며
호모 사피엔스에 숨겨져 있는 진실이며
지구 행성에 설치된 의료 매트릭스를 붕괴시키는
이론적 토대가 될 것입니다.
불편한 진실과 동행하며 인류의 의식은 깨어나게 될 것입니다.

호모 사피엔스의 생명회로도 8
정·기·신의 생성기전

우리가 먹은 음식물은 소화기관에서 소화 과정을 거칩니다.
소장에서 흡수된 영양분들은 간문맥을 통해 간으로 보내집니다.
간으로 간 영양분은 간의 소설작용으로 심장으로 보내지고
심장은 심혈관계 시스템을 통해
전신으로 영양분과 산소를 공급하게 됩니다.

간으로 보내진 영양분은 심포로 보내지게 되고
심포에서는 포의 훈증 작용이 발생합니다.
포의 작용으로 인하여
다양한 층위의 생성물들이 만들어집니다.
1차 생성물인 혈액이 만들어지고
2차 생성물인 진액이 만들어지고
3차 생성물인 성이 만늘어지고
4차 생성물인 담음이 만들어지며
마지막엔 정의 생성이 중지됩니다.

포의 작용으로 정이 생성되는데
정이 생성되는 원리는 다음과 같습니다.
호모 사피엔스는 남의 살(음식)을 먹지 않고는
살아갈 수 없습니다.
인간은 식물처럼 무기물을 유기물로
합성할 수 있는 기능이 없기 때문에
식물이 만들어 놓은 유기물을 섭취하고
이것을 다시 소화기관을 통해 무기물로 분해하여
생명 활동을 유지할 수 있습니다.

무기물(공空)이 유기물(색色)이 되는 과정이
식물의 광합성이 갖는 철학적 의미입니다.
유기물(색色)이 무기물(공空)로 되는 과정이
소화 과정이 갖는 철학적 의미입니다.
공즉시색(空卽是色)과 색즉시공(色卽是空)의 세계로 인하여
생명체들은 생태계 시스템 속에서
동화과정(同化過程)과 이화과정(異化過程)을 통해
생명의 순환주기를 이루며 살고 있는 것입니다.
생명은 생명의 희생을 통해 서로 연결되어 있습니다.
동화과정(광합성)과 이화과정(소화)이라는 생명현상 뒤에는
지금까지 한 번도 인류에게 알려지지 않았던
대우주의 비밀이 숨겨져 있습니다.

식물은 천기(天氣, 햇빛과 온도)와
지기(地氣, 무기물=영양분=원소)를 이용하여
식물 세포의 미토콘드리아에서
다양한 형태의 유기물(탄소 화합물)을 합성합니다.
식물의 종과 속에 따라
식물의 과와 목에 따라
유기 합성물의 결과가 다양하게 프로그램되어 있습니다.
이것이 음식물의 형태로 흡수되면
모든 동물들은 자신들만의 소화기관의 특성에 맞게
이것을 다시 천기(靝氣)와 지기(地氣)로 나누어서
몸 안에서 사용하게 됩니다.

식물들이 천기와 지기를 합성한 유기물을
동물들이 먹이나 음식물로 섭취하거나
동물들이 육식을 통해 다른 동물들을
음식물의 형태로 섭취하게 되면

모든 동물들의 소화기관에서 소화작용이 일어남과 동시에
모든 동물들의 심포에서 포의 작용을 통해
천기(天氣)와 지기(地氣)로 다시 분리하여
생명활동을 유지하기 위한 에너지원으로 사용됩니다.

포의 작용에 의해 분리된 천기는
경락의 3중 구조에서
바깥쪽에 있는 통로로 흐르게 됩니다.
이것은 자기장의 특성을 띠고 있으며
특수한 에너지 형태를 가지고 있으며
경락의 순환을 위한 에너지원이 됩니다.
이것이 동양의학에서 말하는
신(神)의 실체입니다.

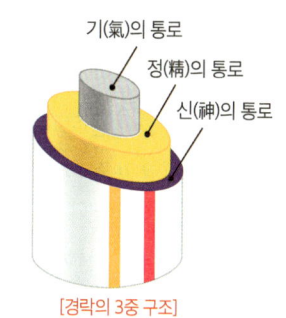

[경락의 3중 구조]

지금까지 동양의학을 하는 의가들이
추상적으로 받아들이고 있었던 신의 실체를
하늘과의 소통 속에서 우데카 팀장이
기록을 위해 이 글을 남깁니다.

포의 작용에 의해 분리된 지기는
경락의 3중 구조에서 중간층에 흐르는데
이것을 정(精)이라고 합니다.
동양의학에서 말하는 정의 실체입니다.
생명현상 속에 일어나고 있는
눈에 보이지 않는 생명의 비밀과 우주적 진리가
불교에서는 공즉시색 색즉시공이라고 알려져 있었습니다.

정(精)과 신(神)이라는 것은
식물의 광합성에 의해 천기와 지기가
식물들에 따라 다양한 형태의 유기물로 결합되어 있다가

음식물이 소화 과정과 포의 훈증 과정을 거쳐
천기 → 신
지기 → 정으로 분리된 것입니다.
비장의 운화 기능❖에 의해 흡수된 기(氣)는
경락의 3중 구조의 맨 안쪽에 흐르는 기가 됩니다.

음식물의 소화 흡수 과정을 통해 생성된 기는
단중에서 종기❖를 형성합니다.
단중에는 총 4가지 기운이 모입니다.
비장의 운화 기능에 의해 위기❖와 영기❖가 생성되며
포의 훈증 기능에 의해
천기 → 신이 되고
지기 → 정이 됩니다.
위기는 폐에 의해 순환이 이루어집니다.
단중에 형성된 종기 중
정기신이 경락의 3중 구조에 배치되어 흐르게 되며
이것을 영기라고 합니다.
그동안 인류 역사상 밝혀지지 않았던
정기신의 비밀을
우데카 팀장이
하늘과의 소통 속에서 그 비밀을 전합니다.

생명현상 속에는
눈에 보이지 않는
과학적으로 밝혀지지 않는
현대과학으로는 설명할 수 없는 현상들로 가득차 있습니다.

비장의 운화 기능(비주운화 脾主運化) : 비장의 주요 기능 중 하나로, 음식의 영양분을 정미로운 입자 형태인 기(氣)로 흡수하여 12가지 에너지 파장별로 나누어 12경락으로 보내는 기능

종기(宗氣)·위기(衛氣)·영기(營氣) : 음식물을 통해 소화 흡수된 정미로운 기운(精氣=地氣)과 폐로 들어온 천기(天氣)가 합하여 모인 것을 종기(宗氣)라 하고, 이 중 가볍고 부드러운 입자는 영기(營氣)라 하여 심장을 통해 혈과 함께 운행되며, 무겁고 거친 입자는 위기(衛氣)라 하여 폐를 통해 피부 쪽으로 순환하며 피부를 보호하고 면역 기능을 함

물질문명의 종결을 앞두고
지축 이동을 앞두고 있습니다.
새로운 정신문명을 열기 위해
지구 행성에 설치된 의료 매트릭스의 한계를 극복하고
오염되고 왜곡되어 있는 의료 매트릭스를 바로잡기 위해
호모 사피엔스의 생명회로도 시리즈와
경락시스템의 작동원리 시리즈를 통해
생명현상 속에 들어 있는
대우주의 비밀들을 공개할 것입니다.

인류가 한 번도 들어 보지 못한
인류가 한 번도 상상조차 할 수도 없었던
어떠한 의서에도 기록된 적이 없었던
한 번도 듣지도 보지도 못한 대우주의 비밀들이
시절인연에 의해 펼쳐지고 있습니다.
대우주의 진리가
소우주인 인간의 몸에서 펼쳐지고 있는 것입니다.
생명현상 뒤에 숨겨져 있는
우주의 공학기술들과
우주 철학의 원리들이
인간의 몸에서 어떻게 작용되고 있는지를
우데카 팀장은
의식이 깨어나고 있는 인류들을 위해
하늘 사람들인 빛의 일꾼들을 위해
이 글을 기록으로 남깁니다.

그렇게 될 것이며
그렇게 예정되어 있으며
그렇게 되었습니다.

호모 사피엔스의 생명회로도 ⑨
정기와 사기의 생성 원리

동양의학에서 정기(正氣)는 바를 정(正)에 기운 기(氣)이며
풍한서습조화(風寒暑濕燥火)의 기운을 말합니다.
사기(邪氣)는 정기에 반대되는 기운으로
인간의 몸에 해를 끼치는 기운을 말하며
풍한서습조화로 알려져 왔습니다.
정기와 사기의 구분이 분명하지 않았으며
정기와 사기의 생성 원인 또한 알려져 있지 않았습니다.
이제는 때가 되어 정기와 사기에 대한
감추어져 왔던 우주의 진리들의 기록을 위해
우데카 팀장이 다음과 같이 남깁니다.

정기는 빛의 성질을 가진 에너지를 말합니다.
사기는 빛의 성질을 잃어버린 에너지를 말합니다.
정기는 음식물의 소화 과정을 통하여 생성됩니다.
비장의 운화 과정을 통해 생성된 것을 기라고 말하며
포의 훈증 과정을 거쳐 생성된 기운 중에
지기의 성질을 정이라 하며
포의 훈증 과정을 통해 생성된 기운 중에
천기의 성질을 신이라고 합니다.
정기신이라는 3가지 에너지들이
경락의 3중 구조에 배속되어 흐르게 됩니다.

경락의 맨 안쪽은 기가 흐르는 통로이며
경락의 중간 부분은 정이 흐르는 통로이며
경락의 바깥 부분은 신이 흐르는 통로입니다.

심장에서 나오는 자기장의 에너지는
혈액과 혈관 사이의 마찰력을 0으로 되게 하며
경락의 바깥쪽에도 영향을 주며
경락의 순환이 이루어지도록 합니다.
경락의 바깥쪽을 흐르는 에너지는
심장에서 나오는 자기장 에너지가 약 70%를 차지하며
30%는 음식물의 소화 흡수 과정과 포의 훈증 과정을 거친
천기의 기운이 신이라는 독특한 에너지 형태로
경락의 순환이 이루어지고 있습니다.

경락은 단순히 기의 흐름이 아닙니다.
호모 사피엔스에 설치된 소화기관과
특수한 기계장치들에 의해 탄생한 특수한 에너지를
정기신이라고 합니다.
여기에 심장에서 발생된 자기장 에너지가 더해져
경락의 순환이 이루어지고 있습니다.
심장에서 나온 사시상이 철로라는 하드웨어의 기능을 한다면
철로 위를 달리는 기차는 신에 해당되며
기차 안에는 정과 기를 싣고 필요한 곳에 운반하고 있습니다.
이것이 경락시스템이 갖는 우주의 비밀입니다.

정기신이라는 에너지는 경락이라는 폐쇄 회로를
인체 내의 특수한 에너지장을 형성하는
자기장 에너지에 의해 빠른 속도로
경락 내부를 통해 흐르고 있습니다.
경락이라는 3중 구조의 에너지 통로에는
바깥쪽 통로 → 신이 흐르고
중간 통로 → 정이 흐르고
안쪽 통로 → 기가 흐르게 됩니다.

경락의 3중막 철길	심장에서 나온 자기장	경락의 3가지 층(하드웨어)에 흐르는 에너지를 말합니다.
신(神) 기차	포의 훈증 과정에서 나온 천기(薦氣)	경락의 바깥층 내부를 흐르는 에너지. 심장에서 나온 자기장과 에너지 층위가 다르기 때문에 이것을 신이라고 합니다. 빛의 성질을 잃거나 자기장의 성질을 잃어버리면 사기가 됩니다.
정(精) 일등석	포의 훈증 과정에서 나온 지기(地氣)기	신 에너지보다는 입자가 크고 세포나 조직의 에너지원으로 사용되며 생명력의 원천인 정이라고 합니다. 빛의 성질을 잃게 되면 탁기(濁氣)가 됩니다.
기(氣) 일반석	비장의 운화기능에 의해 형성된 가장 입자가 큰 물질	가장 거칠고 힘이 세며 입자들이 빛의 성질을 잃거나 자기장의 성질을 잃게 되면 탁기로 변하게 됩니다.

심장에서 나온 자기장은
경락의 통로에도 영향을 주어 자기장을 띠게 하고
세 가지 통로에 있는 정기신의 에너지에도
자기장의 성질을 갖게 합니다.
신이라는 에너지에 가장 많은 자기장이 걸려
신 에너지가 가장 밝게 빛나며 다음으로는
정 에너지와 기 에너지에도 자기장이 영향을 주어
경락 안을 마찰력 없이
경락의 순환이 이루어지게 합니다.

경락이 세포와 조직을 순환하면서
높은 수준의 에너지와 빛을 공급합니다.

세포와 조직은 경락을 통해 공급받는 높은 수준의 빛을 통해
자신의 고유한 진동수를 유지할 수 있습니다.
장부마다 조직마다 원하는 진동수가 다르기에
12경락마다 진동수가 고유하게 정해져 있습니다.
경락을 통해 공급받는 빛은
세포와 조직들에게는 태양과도 같은 존재이며
섬지방과 육지를 연결하는 여객선과도 같은 꼭 필요한 존재입니다.

경락마다 고유한 진동수를 가지고 있으며
빛의 성질을 가지고 있으며
고유한 파장을 가지고 있습니다.
비장에서 흡수한 기 에너지는 비장이라는
생명회로도에 존재하는 특수한 기계장치에 의해
12경락으로 분류됩니다.
12경락의 파장에 맞는 정과 신 에너지가
단중이라는 특수한 곳에서 결합하여
12경락의 순환인 영기의 순환이
심장과 비장의 협력에 의해 이루어지고 있습니다.

호모 사피엔스의 생명회로도에 경락시스템이 설치되어 있으며
6장 6부의 실질 장부 조직을 위한
무형의 특수한 기계장치들이 존재하며
이들 장치들의 보이지 않는 작용에 의해
장부들의 기능이 원활하게 작용하고 있는 것입니다.
사고와 질병에 의해 장기들이 훼손이 되고 절제가 되더라도
인간의 생명 활동에 큰 지장이 없습니다.
그 이유는 장기들이 없다고 해도
그 장부의 기능을 도와주고 있는
생명회로도와 경락시스템이 정상적으로 작용하고 있기 때문입니다.

경락을 흐르는 에너지들이 세포나 조직의
오염된 곳(감염이 있는 곳)이나
정체된 곳(담음이 있는 곳)이나
질병이 있는 곳(빛이 없는 곳)을 지나게 되면
자신이 가지고 있는 고유한 빛의 진동수를 잃어버리거나
자기장의 성질을 일부 잃어버리게 됩니다.
빛의 성질을 잃어버리거나 자기장의 성질을 잃어버린 채
경락을 따라 흐르는 에너지들은
경락 안을 흐르지 못하고 입자가 무거워지면서 경락을 이탈하게 됩니다.
이탈된 신(神) 에너지는 사기(邪氣)가 되고
이탈된 정(精) 에너지는 탁기(濁氣)가 되고
이탈된 기(氣) 에너지는 탁기가 됩니다.

경락을 이탈한 사기와 탁기는 경혈에 쌓이거나
특수한 공간이나 근육 부근에 쌓이게 됩니다.
빛과 자기장을 잃어버린 사기와 탁기는 통증의 원인이 됩니다.
침술이나 약리 작용에 의해
사기와 탁기가 존재하는 곳에 기마당이 형성되면
일부는 경락 속으로 재흡수되어 사기와 탁기가 정기로 변하면서
통증이 사라지거나 질병의 증상이 치유됩니다.

자오유주도✤ 상 들어오는 우주의 기운 역시
경락의 바깥쪽을 흐르게 되며
풍한서습조화로 알려진 자연의 기운은 호흡을 통해 들어오면
자신의 성질에 따라 진동수에 따라
경락의 시스템 속에 편입되어 순환을 하면서
정기가 되기도 하고 사기와 탁기가 되기도 하면서
다양한 생명현상이 나타나는 것입니다.

자오유주도(子午流注圖) : 자오(子午)는 24시간을 십이지(十二支)로 나눈 개념이고 유주(流注)는
기혈(氣血)의 흐름을 의미하며, 시간대별로 하늘에서 12가지 파장대의 빛(에너지)들이 하나씩 집중적으로
들어와 각각에 해당되는 12경락과 장부에 작용함을 그림으로 나타낸 것

호모 사피엔스의 생명회로도 ⑩
사기와 탁기의 배출 시스템

눈에 보이지 않는다고 존재하지 않는 것은 아닙니다.
현미경이 발견되기 전
인류는 질병의 원인을 병리학적 관점으로 설명할 수 없었습니다.
현미경의 발명 이후
눈에 보이지 않던 세균이나 바이러스 등을
눈으로 보게 되면서부터 의학은 급속도로 발전하게 되었습니다.
현재의 과학기술로는 볼 수가 없는 경락의 존재를
인류들이 온전하게 믿기 어려운 것은 어찌 보면 당연한 것입니다.
인류의 과학기술이 발전하게 되어
호모 사피엔스의 생명현상을 설명하는데
보이지 않는 세계의 존재를 이해하는 날이 올 것입니다.
생명회로도의 존재와
심포에 존재하는 포의 훈증 장치와
메타 의식구현 시스템과 경락의 구조와 시스템들을
눈으로 볼 수 있는 날이 올 것입니다.

새로운 정신문명을 열기 위해서는
기존에 펼쳐졌던 매트릭스 구조가 재해석되거나
매트릭스가 해체 또는 철거되어야 합니다.
지구 행성의 물질문명이 종결되는 과정에서
원인을 알 수 없는 질병들이 속출할 것이며 이로 인하여
지구 행성의 의료 매트릭스들이 붕괴되기 시작할 것입니다.
수많은 죽음들이 과학적으로 이해되지도
과학적으로 해석되지도 않을 뿐더러
과학적인 모든 방법이 동원되어도

기존의 패러다임으로는 해결할 수 없을 것입니다.
그로 인하여 의료 매트릭스가 해체가 될 것입니다.

호모 사피엔스의 생명회로도 시리즈와
경락시스템의 작동원리 시리즈는
새로운 정신문명의 출현을 앞두고
새로운 의료 매트릭스를 설치하기 위한
하늘과 우데카 팀장의 대장정입니다.
인류가 그동안 막연하게 알고 있었거나
추상적으로 접근했던 생명현상들과
종교적 매트릭스에 갇혀 있던 진리들을
우주의 시각에서 생명 공학적 시각에서
대우주의 전체의식의 관점에서 재해석하고
감추어졌거나 왜곡되었던 의료 매트릭스를 재정립하고
인류의 의식을 확장하는데 그 목적이 있습니다.

심장이 뛰고 있는 모든 생명체들에게는
경락시스템이 존재하고 있습니다.
경락시스템은 총 6가지로 존재합니다.
첫째, 위기의 순환입니다. 폐가 주관합니다.
둘째, 12경락의 순환인 영기의 순환입니다.
	심장의 심생혈에 의해 존재합니다.
셋째, 기경팔맥❖이 존재합니다. 회음이 주관합니다.
넷째, 인류에게 알려져 있지 않았던 비공개된 경락시스템이 있습니다.
	심장이 주관합니다.
다섯째, 세맥과 낙맥의 순환이 있습니다. 삼초가 주관합니다.
여섯째, 사기와 탁기가 흐르는 별도의 경락시스템이 존재합니다.
	하수도 시스템입니다.

기경팔맥(奇經八脈) : 장부와 직접 관련이 없고 기항지부와 관련된 기이한 경락이라 하여 붙여진 이름이며 12경맥을 보조하여 기혈의 운행을 조절하는 기능만 알려져 왔으나, 인체 내에서 기(氣)의 순환 속도를 급격히 높여 빛으로 바꾸어주는 고유의 기능이 새롭게 밝혀짐

경락의 통로를 통해 흐르는 것은
정기신의 고유한 에너지입니다.
에너지는 고유한 파장(진동수)을 가지고 있으며
고유한 색깔을 가지고 있습니다.
그 결과 12경락마다 고유한 색깔이 정해져 있으며
고유한 파장을 가진 빛(정기신)이 흐르고 있습니다.
비장의 운화 기능에 의해 음식물의 소화가 이루어지고
기로 변하면서 12파장으로 분류가 되며
포의 훈증의 결과 탄생한
천기는 신이 되고, 지기는 정이 됩니다.
정기신이 경락이라는 3중 터널을 통하여
세포나 조직으로 높은 진동수의 빛을 공급하게 됩니다.

경락을 통해 공급되는 에너지는
정기신이라는 에너지이며
호모 사피엔스는 정기신이라는 에너지의 공급을 통하여
생명 활동과 정신 활동(의식의 구현)을 하며
살아가고 있는 것입니다.
동양의학에서 말하는 정기신이 바로
생명의 근원이며 의학의 근본이 되는
눈에는 보이지 않는 삼위일체 요소입니다.
호모 사피엔스에 설치되어 있는 경락시스템은 크게
정기신이 흐르는 경락시스템인 상수도 시스템과
사기와 탁기가 흐르는 통로인 하수도 시스템으로 구분되어 있습니다.

정기가 흐르는 상수도 시스템과
사기와 탁기가 흐르는 하수도 시스템으로 구분되어 있으며
상수도 시스템이 약 70%를 차지하고
하수도 시스템이 약 30%를 차지합니다.

사기와 탁기가 흐르는 하수도 시스템은
3개의 층위별로 설치되어 있습니다.

1. 표층✧
   - 태양과 태음의 사기와 탁기의 통로가 설치됨
   - 족태양 방광경을 따라 표층의 하수도가 설치됨
   - 표층의 사기와 탁기는 표층으로 빠지는 것이 일반적이지만
     반표반리층✧이나 리층✧으로 이동할 때는
     병이 깊어지거나 위중한 병이 되며
     이 원리를 설명한 것이 상한론✧임
   - 개합추와 표본중✧ 이론은
     정기와 사기가 층위를 달리하여 이동하는 원리를 설명한 것
2. 반표반리층
   - 소음과 소양의 사기와 탁기의 전용 통로가 설치됨
   - 표층과 리층으로 사기와 탁기를 전달하는 기능이 있음
3. 리층
   - 양명과 궐음의 사기와 탁기의 통로가 설치됨
   - 리층의 사기와 탁기는
     개합추의 원리와 표본중의 원리에 의해
     리층으로 바로 빠지거나
     반표반리층을 거쳐 표층으로 빠지는 경우가 있음
   - 리층의 하수도 시스템은 수궐음 심포경을 따라 설치되어 있음

사기와 탁기의 통로는 크게 5가지가 있습니다.
   - 유형의 사기와 탁기의 통로 3가지가 있습니다.
     첫째, 소변의 통로 → 족태양 방광경 주관(표층)

표층·반표반리층·리층 : 경락이 위치한 깊이에 따라에너지 층을 구별한 것

상한론(傷寒論) : 1. 급성 열병을 치료하는 방법을 논술한 중국 후한시대 장기(張機)의 저작
2. 풍한사(風寒邪)에 의하여 생긴 열성(熱性) 병증

개합추(開合樞)·표본중(表本中) : 경락의 깊이에 따른 생리작용의 3가지 특징과 에너지 교환관계로,
운기(運氣)의 변화와 질병의 관계를 설명하고 치료 원칙을 제시한 이론

둘째, 대변의 통로 → 수양명 대장경 주관(리층)
셋째, 땀의 통로 → 수태음 폐경이 주관(표층)

- 무형의 사기와 탁기의 통로는 2가지가 있습니다.
    첫째, 배수혈의 통로
        등에 24개의 배수혈이 있으며
        비교적 가벼운 입자들의 사기와 탁기가 나가는 통로입니다.
        사기와 탁기의 통로 중에 굴뚝의 역할입니다.
    둘째, 하수도의 기능
        족태양 방광경과 수궐음 심포경을 따라 세팅되어 있습니다.

그 외에 기경팔맥의 순환 과정에서 생긴 사기와 탁기가 있으며
위기의 순환 과정에서 생긴 사기와 탁기가 있으며
세맥이나 낙맥의 순환 과정에서 생긴 사기와 탁기가 있는데
이들은 모두 하수도 시스템과
배수혈 시스템에 의해 배출되고 있습니다.

동양의학의 경락학과 경혈학에서는
전혀 사기와 탁기의 통로에 대한 언급이 없었습니다.
정기의 통로와 사기와 탁기의 통로의 구분조차 없었습니다.
이제는 시절인연이 되어
우데카 팀장이 경락 속에 감추어져 있던
우주의 진리들을 기록하기 위해 이 글을 남깁니다.
인연이 있는 인자들의 깨어남을 위해
새로운 매트릭스의 설치를 위해
기존 매트릭스의 확장을 위해
아무도 모르게 아무도 모르게
하늘이 일하는 방식에 의해
이 글이 기록되고 있음을 전합니다.

호모 사피엔스의 생명회로도 ⑪
경혈과 차크라

모든 경혈점들은 차크라입니다.
경혈이 곧 차크라이며
경혈과 차크라는 눈에 보이지 않는 정교한 기계장치들입니다.
경혈과 차크라는 에너지의 오행의 법칙에 의해
정기와 사기 그리고 탁기를 저장하는 동시에
에너지의 상태에 따라 내보내고 있습니다.
경혈점들은 경락이라는 큰 틀 속에 있습니다.
경혈과 차크라의 현재의 상태는
차크라 오행(목화토금수 木火土金水)으로 표시할 수 있으며
정기와 사기의 상태를 알 수 있습니다.

경혈들이 우리에게 알려진
7 차크라 또는 12 차크라와는 다른 점이 있는데
다음과 같습니다.
경혈은 작은 차크라입니다.
경혈은 그 구조가 복잡하지 않고 단순합니다.
경혈점은 사기와 탁기, 정기가 혼합되어 있으며
차크라 오행의 상태에 따라 다르게 나타납니다.
경혈점들은 압통점 부위이거나 일명 급소라고 알려져 있습니다.
경혈점들은 주로 장부의 상태를 진단하는 반응점들입니다.
경혈점들은 침 자극을 위해 존재하는 자리입니다.

경혈점들의 중요 동력원은 심장의 자기장입니다.
비장의 운화 기능으로 기가 만들어지고
포의 훈증 결과 정과 신이 만들어집니다.

몸에서 만들어진 정기신은
경락마다 고유한 진동수로 정해져 있으며
12경락의 순환(영기의 순환)이 시작됩니다.
경혈점들은 주머니(낭)처럼 생겼는데
주머니 입구에 눈에 보이지 않는
작고 정교한 기계장치들이 있습니다.
기계장치들 아래로 주머니처럼 생긴 공간이 있습니다.
이 공간에 층위별로 사기와 탁기가 존재합니다.

경혈점에는 주머니 형태의 공간이
3가지 층위로 되어 있습니다.
맨 위층에는 경락을 흐르다 자성을 잃어버리거나
빛의 성질을 잃은 가벼운 입자들인 사기가 존재합니다.
중간층은 포의 훈증으로 생긴 정이 경락을 따라 흐르다가
자성이 약해지면서 입자의 속도가 감소되면
입자들끼리 결합하여 무거워져서
두 번째 층에 밀어 닥기가 됩니다.
맨 아래층은 비장의 운화 기능으로 생긴 기 입자가
자성을 잃고 속도가 떨어지면서 입자들끼리 결합하여
무게가 제일 무겁고 탁한 기운 덩어리들이
맨 아래층에 쌓이게 됩니다.

경혈점의 3가지 층에 쌓여 있는
사기와 탁기가 많아지면 압통점이 형성되며
자신이 속한 경락에 따라 사기의 종류가 달라지며
탁기의 상태가 달라집니다.
예를 들어 수태음 폐경의 사기는 습사(濕邪)❖이며
경혈점마다 습사가 쌓이게 되고

❖ **습사(濕邪)** : 습(濕)이 병을 일으키는 원인인 사기(邪氣)가 될 때 부르는 이름

탁기는 습사를 바탕으로 하여
빛의 성질을 잃어버리거나 자기장을 잃은 입자들이
층위를 다르게 하여 쌓이게 됩니다.

경혈점에 사기와 탁기가 쌓이는 양에 따라
다양한 층위의 통증을 유발합니다.
침술이나 약리 작용으로
압통점이 있는 경혈점에 기마당이 형성되면
사기와 탁기는 잃어버린 자성을 다시 찾게 되어
흐르는 경락 속으로 재흡수됩니다.
경혈점에 쌓인 사기와 탁기는 기마당이 형성되는 곳에서
자기장의 성질을 회복하거나 빛의 성질을 회복하게 됩니다.

통증을 일으키는 사기와 탁기가
흐르는 경락 속으로 재흡수되지 못하면
입자들끼리 결합하여 더 무거워지며 진동수는 떨어지게 됩니다.
재흡수되지 못한 사기와 탁기는
별도의 하수도 시스템을 통하여 배출됩니다.
6장 6부에서 발생한 사기와 탁기는
등 뒤의 특별한 24개 배수혈(背兪穴, 背輸穴)로 나가게 됩니다.
족태양 방광경의 1선은 사기의 배출 통로이며
족태양 방광경 2선은 주로 탁기의 배출 통로입니다.

자성을 잃거나 빛의 성질을 잃어버린 사기와 탁기는
경락의 흐름이나 특정 부위에 강하게 형성된
기마당에 반응을 일으키게 됩니다.
사기와 탁기의 입자들의 자성이 회복되면서
엉켜있던 입자들이 나누어지게 되고
일부는 다시 경락 속으로 흡수됩니다.

하지만 대부분의 탁기들은
경락의 하수도 시스템을 통해 빠져나가게 됩니다.
우리 몸에서 제일 큰 하수도관은
손바닥의 노궁(리층의 사기와 탁기의 통로)과
발바닥에 있는 용천(표층의 사기와 탁기의 통로)입니다.

손가락과 발가락 끝에는 12경락의 정혈❖들이 있으며
이 밑으로 사기와 탁기가 배출되는 통로가
층위를 달리하여 존재하고 있습니다.
경락이 흐른다는 것은
세포나 조직에 빛을 공급한다는 것을 의미하며
경혈점에 쌓여있는 사기와 탁기들 또한 순환되고 배출됨을 의미합니다.
몸에 좋은 음식을 먹거나 약물을 복용하는 것은
해당하는 경락이 활성화되면서
자성을 잃어버리거나 빛의 성질을 잃어버린
사기와 탁기를 강하게 분해하여 재흡수하거나
몸 밖으로 내보내는 것을 의미합니다.
침으로 경혈점을 자극하는 것은
기마당이 형성되는 원리에 따라
그 부근에 강한 기마당 = 빛마당 = 자기장이 형성되는 것을 의미합니다.
그 결과 빛의 쓰나미와 빛의 홍수가 시작되는 것이며
경혈점마다 머물러 있는 사기와 탁기를
일시에 비워내는 것을 의미합니다.

기 치료와 차크라 치료 역시
침술로 형성되는 기마당보다는 더 크고 강한 기마당을 형성하게 됩니다.
침술 치료보다 기 치료나 차크라 치료는
더 큰 기마당이 형성되며 더 큰 치료 효과를 가져오게 됩니다.

❖ **정혈(井穴)** : 경맥의 흐름이 시작하는 경혈로 12경맥에 각각 하나씩 존재하는 오수혈(五兪穴, 五輸穴)
즉 정형수경합(井滎兪經合)의 처음에 해당되며, 마치 물이 흐르기 시작하는 원천과 같다는 뜻

입자가 작고 고울수록 치료 효과가 크며
감각으로는 잘 느껴지지 않는 특성이 있습니다.

7 차크라와 12 차크라는
경혈점보다 구조가 복잡하고 크기가 매우 큽니다.
차크라 오행의 법칙을 따르지 않고
열렸느냐 닫혔는가가 주요 포인트입니다.
인간의 노력으로 차크라는 열리지 않습니다.
어떠한 음식으로도
침술이나 기 치료나 차크라 치유를 하더라도
차크라는 열리지 않습니다.
수행과 기도로도 차크라는 열리지 않습니다.
차크라는 오직 하늘의 의지와 계획에 의해서
해당되는 인자들에게만 열리는 하늘의 고유 권한이며
하늘의 영역입니다.

차크라가 열린다는 것은
거대한 댐의 수문이 열리는 것과 같으며
거대한 기계장치에 동력이 연결된 것입니다.
차크라를 움직이는 동력원은
백회를 통해 들어오는 자오유주도 상의 빛이며
대우주의 사랑의 빛입니다.
열린 차크라에서는 사기와 탁기가 나오지 않으며
오직 빛만이 발산됩니다.
차크라에서 발산되는 빛은
영혼의 진화 정도에 따라 색깔과 강도가 달라집니다.

차크라에서 나오는 빛은
의식을 깨우는 빛이며 사랑의 빛이며 치유의 빛입니다.

경혈점에서 나오는 빛은
정기신의 빛이며
생명 활동이 정상임을 알리는 빛이며
건강 상태를 알려주는 빛입니다.
경혈점에서는 빛보다는 사기와 탁기를 더 많이 저장하고 있어서
통증과 고통의 원인이 되며 질병의 예후를 알 수 있습니다.

경혈점들은 정기신에 따라서 결정되는 작은 차크라들이며
차크라에서 나오는 빛은
경혈점들에 강한 기마당과 빛마당을 형성하여
빛으로 전환하게 할 수 있다는 것입니다.
인간이 빛의 몸이 된다는 것은
경락에 빛이 가득 차 흐르는 것을 의미합니다.
경혈점들이 모두 빛으로 되어
어떠한 사기와 탁기를 저장하지 않고 있다는 것을 의미하며
세포와 조직들이 빛으로 공명하고 있다는 것을 의미합니다.

차크라가 열린다는 것은
빛의 몸이 되는 첫 관문인 것입니다.
작은 차크라인 경혈점들을 열기 위해
발전해 온 학문들이 동양의학이며
침술의 역사인 것입니다.
우리 몸의 작은 차크라인 경혈점조차
인류는 열지 못할 뿐 아니라
그 원리조차 알지 못했던 것이 경혈학과 침구학의 한계였습니다.
이제는 때가 되어
우데카 팀장이
경혈과 차크라의 비밀과
대우주의 비밀들을 전합니다.

호모 사피엔스의 생명회로도 ⑫
미토콘드리아

인간은 먹지 않고 살 수 없습니다.
인간은 식물처럼 무기물을 유기물로 전환시켜주는
기능이 없기 때문입니다.
무기물이 유기물로 전환되는 이 시스템은
식물이 가지고 있는 고유한 특성입니다.

공기 중에 있으며 대기 중에 있는 무기물질을
원소 형태로는 먹을 수도 없으며
인간의 소화 작용이 이것을 수행할 수 없기 때문에
인간은 반드시 유기물의 형태로 된 즉 분자 형태로 이루어진
음식물(남의 살)을 먹지 않고서는 생명 활동을 유지할 수 없습니다.

무기물의 세계를 불교에서는 공(空)이라 하였으며
유기물의 세계를 색(色)이라 하였습니다.
공이 색이 되는 공즉시색(空卽是色) 세계가 자연계이며
유기물이 다시 무기물의 형태로 환원되어
우리 몸에서 일어나는 작용인
색즉시공(色卽是空)의 세계가 소화작용이며
먹이사슬을 통한 생명의 기본적인 순환을 상징합니다.

지구 행성과 같은 대기 환경에서는
공즉시색과 색즉시공의 생명의 순환 시스템은
매우 난이도가 높고 복잡하게 세팅되어 있습니다.
생명은 공즉시색과 색즉시공의
대우주의 원리에 의해 움직이고 있는 것입니다.

이것을 현대 과학으로 설명하면 동화작용과 이화작용입니다.
동화작용은 무기물이 유기물로 되는 과정을 말합니다.
동화작용은 녹색 식물에서만 일어나고 있으며
동물이나 인간은 동화작용을 할 수 없습니다.
남의 몸(살)을 먹지 않고는
동물이나 인간은 유기물을 스스로 만들지 못하게
생명회로도에 세팅되어 있습니다.
동화작용을 주관하는 세포 내 소기관이 있는데
이 기관이 미토콘드리아입니다.

이화작용은 소화 기관을 통하여
유기물이 무기물로 환원되는 과정을 말합니다.
동물이나 인간은 남의 살(음식물)을 먹지 않고서는 살아갈 수 없습니다.
동물이나 인간은 녹색 식물들이 동화작용으로 합성한 유기물을
생태계의 먹이 사슬을 통해 흡수하여 체내에서 이화작용을 통해
유기물을 무기물로 전환하여 살아가고 있습니다.
지구 행성에 살고 있는 모든 생명체들은
먹이 사슬을 통해 거대한 시스템 속에 들어 있으면서
서로가 서로에게 연결되어 있으며
서로가 서로에게 의존하면서 살아가고 있는 존재들입니다.

무기물(원소)이 유기물(분자)이 되고
유기물(음식=남의 살)이 동물들의 다양한 소화 기관을 거쳐
무기물의 형태로 전환되어 에너지의 원료로 사용하게 됩니다.
우리 몸에서 무기물의 원료를 이용해 만든
생체 내에서 필요한 에너지를 ATP라고 하며
이것을 생성해내는 에너지 공장이 있는데
그 공장을 미토콘드리아라고 합니다.
미토콘드리아는 세포 내에 있으며 세포 내 소기관들 중 하나입니다.

미토콘드리아는 우리 몸의 에너지 생산 공장입니다.
식물이 무기물을 이용하여 유기물을 만드는 것도
모두 미토콘드리아라는 기관이 있기 때문에 가능한 것입니다.
식물마다 미토콘드리아의 가동율이 다르고
식물마다 미토콘드리아의 공정 시스템이
다르게 프로그램되어 있기 때문에
다양한 형태의 유기물(열매=곡식)이 생산되는 것입니다.

호모 사피엔스인 인간의 세포 내에 있는 미토콘드리아는
식물처럼 무기물을 유기물로 만드는 프로그램이 존재하고 있으며
공장 시스템 역시 완벽하게 갖추고 있음을
눈에 보이지 않는 세계를 통해
우데카 팀장은 확인할 수 있었습니다.
인간의 세포에 있는 미토콘드리아 내에
식물처럼 무기물을 유기물로 전환하는
모든 시스템은 갖추어져 있으며
프로그램까지도 완벽하게 갖추어져 있습니다.
인간이 음식을 먹지 않고도 살아갈 수 있는
시스템은 모두 갖추어져 있지만
지금의 지구 대기 환경에서는 작동되지 못하도록
봉인되어 있는 것 또한 확인할 수 있었습니다.

미래의 인간은 새로운 정신문명이 본격적으로 열리는 시기에
새 하늘과 새 땅이 시작이 되면
인간의 몸에 있는 생명회로도가
높은 버전으로 업그레이드될 것입니다.
인류의 의식이 고차원 의식으로 전환되는 속도에 맞추어
인류의 세포에 있는 미토콘드리아의 기능이
점차적으로 작동되기 시작할 것입니다.

음식물의 섭취를 최소화하면서 필요한 유기물을
우리 몸의 세포인 미토콘드리아가 직접 생산하고
직접 소비하는 시기가 올 것입니다.
인간이 먹고 사는 문제에서 온전하게 해방되는 시기가 올 것입니다.

현재 인류는 너무 많은 음식을 먹고 있습니다.
호모 사피엔스의 소화 기관의 효율이 너무 낮게
생명회로도에 프로그램 되어 있기 때문입니다.
우리가 먹는 음식의 양이 100이라면
우리 몸은 평균 40%만을 흡수하고
60%는 체외로 배출하게 되어 있습니다.
살기 위해선 음식을 먹어야 하는데
먹어도 먹어도 배가 고픈 이유가
우리 몸의 소화 흡수율이 너무나 낮기 때문에
인간은 먹고 사는 문제가
삶의 중요한 문제가 될 수밖에 없었습니다.
잘 먹는 것이 잘사는 것으로 인식되었습니다.

새 하늘과 새 땅이 열리는 때가 오면
인류의 몸에 있는 미토콘드리아의 봉인이
인류의 정신문명의 발전 속도에 맞추어 해제가 될 예정입니다.
생명회로도가 지축 이동 후 업그레이드되고
지구 대기 환경이 바뀌고 나면
우리 몸 또한 변화된 환경에 최적화될 예정입니다.
생명회로도를 통하여
우리 몸의 5장 6부는 관리되고 조절되고 통제되고 있습니다.
그때가 되면
인류는 최소한의 음식물을 가지고
살아가는 시대가 펼쳐질 예정입니다.

그때가 되면
인간의 세포 기관에 있는 미토콘드리아의
기계장치들이 작동되기 시작하면서
무기물을 유기물로 만들어 에너지원으로 쓸 수 있게 될 것입니다.

인간이 먹지 않고 살아갈 수 있는 시스템들이
호모 사피엔스가 창조될 때 설계되어 장착되어 있었습니다.
영혼의 물질 체험을 위하여
지구 행성의 물리적인 환경에 맞추어
미토콘드리아를 담당하는
생명회로도 부분이 불활성화되도록
봉인이 설치되어 있었습니다.
정신문명이 정착이 되고
정신문명이 고도화될수록
인류의 의식의 각성 또한 일어나게 될 것입니다.
그때가 되면
동물들 중 일부와 인류들의
미토콘드리아의 봉인이 해제가 되면서
음식을 먹지 않거나
음식을 최소한으로 섭취하면서 살아가는 날이 올 것입니다.
인류가 먹고 사는 것으로부터
온전하게 해방되는 날이 준비되어 있다는 것을
우데카 팀장이 전합니다.

그렇게 될 것이며
그렇게 예정되어 있으며
그렇게 되었습니다.

호모 사피엔스의 생명회로도 ⑬
색과 기와 빛의 세계

삼태극의 세계는
삼황의 에너지의 세계를 말합니다.
삼황의 에너지에서
음양오행의 에너지가 기원하였습니다.
물질의 세계는 빛의 양극성(음과 양)과
물질의 매트릭스(땅=대지=행성의 물리적 환경) 사이에 펼쳐지는
삼태극의 세상입니다.
하늘을 상징하는 천(天)의 세계
땅을 상징하는 지(地)의 세계
인간(人間, 생명=만물의 영장=만물)을 상징하는
인황(만물萬物)의 세계를 말합니다.
물질 세상에서 천황은 빛으로만 존재하며
지황과 인황의 에너지는 음과 양으로 되어 있으며
다양한 에너지의 스펙트럼은 삼라만상으로 펼쳐졌습니다.

하늘(靝)의 빛은 일원성으로 되어 있습니다.
말씀(빛=무극無極=천靝)은
음양(陰陽=태극太極)을 낳고
음양(태극)은 인체 내에서 정신(精神 = 精과 神)을 낳고
정신(음양)은 오장과 육부(정기신精氣神)를 낳고
오장육부(정기신)는 혼백(영혼백靈魂魄)을 낳고
혼백(魂魄)은 기혈(氣血)을 낳습니다.

정(精)은 인체 내에서 조습(燥濕)을 낳고
조습은 비수(肥瘦)를 낳고

기(氣)는 영기(營氣)와 위기(衛氣)를 낳고
신(神)은 장상(臟象=모양)을 낳고
장상은 색(色)을 낳습니다.
곧 색은 신(神)의 깃발입니다.

혼(魂)은 신(神)을 따라 왕래하며 기(氣)가 되고
백(魄)은 정(精)을 따라 출입하므로
형태가 있어 형(形)이 됩니다.

무극(無極)의 세계의 빛이
태극(太極)의 세계에서는
음양(陰陽)이 되고 정신(精神)이 되고
빛과 소리와 형상이 하나로 통합되어 있는
관세음(觀世音)의 세계가 됩니다.
빛과 소리와 형상의 관세음의 세계는
물질세계인 삼태극(三太極)의 세계에서는
정기신(精氣神)이 되고
영혼백(靈魂魄)이 되고
천지인(天地人)이 됩니다.

태극의 세계의 음양의 빛은
물질 세계인 삼태극의 세계에서는
기혈론(氣血論)이 되고
조습론(燥濕論)이 되고
음양론(陰陽論)이 되고
한열론(寒熱論)이 되고
표리론(表裏論)이 되고
비수론(肥瘦論)이 되고
장부의 상통(臟腑相通)이 됩니다.

세상 만물을 기르고 자양시키는 에너지는
빛의 속성 중 음(陰)의 에너지입니다.
세상 만물을 파괴시키는 에너지는
빛의 속성 중 양(陽)의 에너지입니다.
빛의 음(陰)의 에너지는 생명을 생명답게 하는 에너지이며
생명의 항상성을 유지합니다.
빛의 음의 에너지는 질병을 이겨낼 수 있게 하는 에너지이며
면역력에 관여합니다.
빛의 양(陽)의 에너지가 식물과 동물들에게
임계점을 넘게 되면 생명을 죽음에 이르게 하고
생명을 파괴시키는 에너지로 작용합니다.
빛의 양의 에너지는 때로는
세균과 바이러스를 활성화시키는 작용을 합니다.

천황의 에너지	일원성의 에너지(-)	
인황의 에너지	음(-)	양(+)
	빛의 생명나무의 에너지(-)	광자 에너지(+)
지황의 에너지	행성 가이아의 (-) 에너지	행성 가이아의 (+) 에너지

삼황의 에너지는 삼라만상을 이루는 에너지이며
삼황의 에너지는 음양의 근원이며
삼황의 에너지는 오행의 기원이 되었습니다.
삼황의 에너지는 물질 세상의 기본이며
삼황의 에너지는 생명체의 몸에서는 6기로 작용합니다.
인간의 몸에서 작용하는 6기(풍한서습조화)는
다시 음양으로 나누어져서
6장 6부의 12가지 에너지로 분화되어 표리관계를 이루었습니다.

우주는 삼황의 에너지로 이루어졌습니다.
삼황의 에너지를 우주의 삼위일체라고 합니다.
천지인의 에너지에서
대우주의 법칙과 대자연의 순리와 생명의 진리가 탄생되었습니다.
천지인 삼황의 에너지는 대우주의 고(高)에너지입니다.
높은 진동수를 가진 우주의 에너지가
인간의 몸에서 작용하기 위해서는
높은 에너지의 진동수가 몸에서 작용할 수 있는
낮은 진동수로 전환되어야 합니다.
고(高)진동의 삼황의 에너지를
인간의 몸에 최적화된 상태로 전환시키는
눈에 보이지 않는 에너지 장치가 있는데 이것을
메타 휴머노이드 에너지 전환장치라고 합니다.

삼황의 우주 에너지는
심포라는 차원 간 공간 속에 있는
메타 휴머노이드 에너지 전환장치에 의해
12가지 에너지의 형태로 전환되어집니다.
12가지의 에너지는 자오유주도에 따라 들어온다는
우주의 에너지입니다.
자오유주도에 따라 들어오는 우주의 에너지는
메타 휴머노이드 에너지 전환장치에 의해
12가지 진동수로 나누어집니다.
자오유주도의 에너지로 전환된 우주의 고에너지는
제3의 경락시스템을 통해
6장 6부와 세포와 조직에 에너지를 공급합니다.
메타 휴머노이드 에너지 전환장치와
제3의 경락시스템은 모두 생명회로도에 연결되어 있으며
생명회로도에 의해 관리와 통제를 받고 있습니다.

모든 생명들은 하늘의 빛을 받고 있습니다.
모든 생명체들은 대우주의 전체의식 속에서
분리될 수도 없으며 분리된 적도 없습니다.
대우주의 삼황의 에너지는 생명체 속에서
12가지의 에너지 스펙트럼으로 분화되어
소우주의 생명의 순환으로 이어지고 있는 것입니다.
모든 생명들은 대자연의 법칙 속에서
음의 에너지와 양의 에너지의 순환 속에
생명의 주기들이 펼쳐지고 있습니다.
모든 생명들은 만물을 성장시키는 에너지와
만물의 성장을 저해하고 방해하는 에너지들의 법칙 속에서
생명의 기본적인 순환들이 이루어지고 있는 것입니다.

모든 생명들이 병이 들고 죽는 것은
지황과 인황의 빛들의 불균형이며
대자연을 이루고 있는 빛의 양극성이 균형을 잃어버렸기 때문입니다.
모든 생명체들은 자신의 고유한 진동수를 가지고 있습니다.
물질 세상에서 질병이 발생하는 현상은 다양하고 복잡해 보이지만
보이지 않는 세계에서 보면 모두 에너지의 작용입니다.
생명체에서 에너지들의 작용에 의해
질병이 걸리기도 하고
질병이 치유되기도 하는 것입니다.

에너지의 세계는 색(色)과 기(氣)와 빛입니다.
색은 오행의 기미론❖으로 동양의학에서 펼쳐졌습니다.
기는 침술과 경혈학으로 펼쳐졌습니다.
빛은 자오유주도로 알려져 왔습니다.
동양의학은 그동안 색과 기를 기반으로 한 의학이 주류였습니다.

❖ 기미론(氣味論) : 모든 약물과 음식물은 고유한 성질과 맛(성미 性味)을 지니며 그에 따른 약리적 효능과 작용방향을 가진다는 이론. 4기(온열한량 溫熱寒凉) 5미(산酸 고苦 감甘 신辛 함鹹 신맛 쓴맛 단맛 매운맛 짠맛)로 구분함

정신문명의 시대에는 빛의 생리학을 기반으로 한
파동의학이 주류가 될 것입니다.
빛의 생리학을 기반으로 한 새로운 학문이 탄생하면서
인류는 질병으로부터 비로소 해방될 수 있을 것입니다.

참깨라는 식물에는 참깨 벌레만 살 수 있으며
들깨라는 식물에는 들깨 벌레만 살 수 있습니다.
참깨 벌레를 들깨 식물에 옮겨 놓거나
들깨 벌레를 참깨 식물에 옮겨 놓으면
진동수가 맞지 않아 살 수 없습니다.
모든 생명체들은 자신만의 고유한 진동수를 가지고 있습니다.
자신만의 고유한 진동수에 맞는 질병들이 출현할 수밖에 없으며
세균이나 바이러스 등도 진동수와 의식을 가지고 있다는 것입니다.

한 치의 오차 없이 진동수의 법칙에 의해
모든 생명체들은 질병과 동행하며
생명을 유지하고 살아갈 수밖에 없으며
생명의 주기 속에 살아갈 수밖에 없습니다.
인간의 몸을 이루는 백 에너지를
음의 성질을 가진 에너지라 합니다.
인간이 음식을 섭취하여 흡수한 에너지들은
음의 에너지와 양의 에너지 모두를 가지고 있습니다.
음식을 통해 흡수된 에너지들의 불균형이
질병의 원인이 되는 것입니다.

세균이나 바이러스도 고유한 진동수를 가진 생명체들입니다.
세균이나 바이러스들을 활성화시키는 에너지(빛)가 존재하고 있으며
세균이나 바이러스들을 비활성화시키는
에너지(빛)가 존재하고 있습니다.

세상 만물은 에너지의 세계입니다.
에너지가 아닌 것은 아무것도 없습니다.
생명은 에너지의 법칙 속에 있습니다.
어떤 에너지가 어떻게 작용하느냐에 따라
병이 들기도 하고
병이 치유되기도 하는 것입니다.

생명체들은 모두 생명회로도를 가지고 있습니다.
생명회로도는 생명체 내에서의 에너지의 흐름을
조절하고 관리하는 역할을 하고 있습니다.
생명회로도를 통해 신경의 지배와 호르몬의 분비를
관리하고 통제하고 있습니다.
생명회로도를 통해 경락시스템들을 조절합니다.
경락시스템들의 조절을 통해
6장 6부의 장부의 기능들을 관리하고 통제하고 있습니다.
생명회로도를 통해 생명체들은
식물의 동화작용의 속도를 조절하고 있으며
동물의 이화작용의 효율을 조절하고 있습니다.

경락의 흐름이 좋아지면
기혈의 순환이 좋아지고
장부들이 정상적으로 작동되어 건강을 유지하게 됩니다.
경락의 흐름이 나빠지거나 줄어들게 되면
장부와 조직에 기혈의 순환이 나빠지게 되어
정기신의 공급이 원활해지지 않게 됩니다.
경락이 일부분 막히거나
경락의 흐름이 나빠지면
장부와 조직에 돌연변이인 암이 발생하거나
염증이나 통증을 유발하기 좋은 환경으로 변하게 됩니다.

인간의 몸이 병들고 건강하게 회복되는 것은
인간을 둘러싼 에너지들의 작용입니다.
어떤 에너지들은 인간의 몸을 건강하게 하고
어떤 에너지들은 인간의 몸을 해치게 하고
어떤 에너지들은 바이러스를 활성화시키고
어떤 에너지는 세균을 활성화시키고 있습니다.
생명현상은 모두 에너지의 작용입니다.

동양의학은 색과 기와 빛으로 이루어져 있습니다.
색과 기와 빛은 모두 에너지입니다.
색의 작용과 기의 작용과 빛의 작용에 의해
인간은 생명의 순환주기 속에 참여하고 있습니다.
색의 변화로 인간의 질병을 진단하고 치료할 수 있습니다.
경혈과 경락에 침술을 이용하여
기마당을 형성하여 인간의 질병을 치유할 수 있습니다.
하늘의 빛을 이용하여
대우주의 에너지를 이용하여
인간의 질병을 치유할 수 있습니다.
인간의 몸에 존재하는
눈에 보이지 않는 기계장치 중 하나인
차크라에서 나오는 빛을 이용하여
인간의 질병을 치유할 수도 있습니다.
대우주의 빛인 자오유주도의 빛(삼황의 빛)으로
인간의 질병을 치유할 수 있습니다.

지구 행성의 물질문명의 종결을 앞두고
지구 차원상승을 위해
지구 대격변과 대지진을 위해
지축 이동을 위해

바이러스 난을 위해
파괴의 에너지들이
지금 지구 행성에서 모두 활성화되고 있습니다.
지구 행성의 물질 매트릭스 형성을 위해
지구 행성에 설치되었던 의료 매트릭스를 붕괴시키기 위해
인류에게 한 번도 소개된 적이 없는
우주의 에너지들이 들어오고 있습니다.
우주로부터 들어오고 있는 새로운 에너지들은
자연에는 격변의 상황을 몰고 올 것입니다.
인체 내에서는 한 번도 경험하지 못한 질병들이
새로운 에너지들에 의해 출현하게 될 것입니다.

땅에 있는 모든 것들은 모두 하늘에서 온 것입니다.
기존의 의료 시스템은
새로운 에너지로 인한 새로운 질병의 출현에
힘 한 번 써보지 못하고 속수무책 무너지게 될 것입니다.
인류는 기존 치유의 방식으로는 해결할 수 없는
치유의 한계가 올 것입니다.
낙엽이 지듯
의식이 있는 생명이
의식이 있는 생명을 빼앗아 갈 것입니다.
인류는 아프고 아픈 세월을 겪게 될 것입니다.
모든 것이 무너지고 무너진 폐허 속에
새로운 의학 패러다임은 출현하게 될 것입니다.
차크라 치유가 도입될 것이며
색과 기와 빛의 생리학적 특성이 통합된
새로운 의료 패러다임이 출현하게 될 것입니다.
빛의 시대에 맞는
새로운 텍스트의 출현이 있을 것입니다.

호모 사피엔스의 생명회로도 ⑭
색과 기와 빛의 시스템 분석

생명현상 뒤에는
눈에 보이는 색의 시스템과
눈에 보이지 않는 기의 시스템과
눈에 보이지 않는 빛의 시스템이 운영되고 있습니다.

호모 사피엔스의 생명현상에 작동되는 시스템에 대한 정리의 필요성이 있어 다음과 같이 기록으로 남깁니다.

❖ 생명현상에 작동되는 색(色) 시스템 분석
  1. 혈액의 순환 시스템
  2. 진액의 순환 시스템
     - 호르몬과 림프액의 순환 시스템
     - 소화액과 관절액의 순환 시스템
  3. 신경전달물질에 의한 신경계 시스템
  4. 5장 6부의 생리학적 시스템

❖ 생명현상에 작동되는 기(氣) 시스템 분석
  1. 경혈과 경락시스템 → 기마당 형성
    • 인간의 몸에 작동되고 있는 경락시스템의 종류
      ① 위기의 순환(폐가 주관) → 면역체계
      ② 영기의 순환(심장이 주관) → 심생혈
      ③ 기경팔맥의 순환(회음 주관) → 진액의 순환
      ④ 사기와 탁기의 배출 시스템 → 심생혈
      ⑤ 자오유주도 순환 → 빛의 순환 통로
      ⑥ 차크라 순환 → 빛의 순환 통로 함께 이용

2. 포의 훈증 시스템
   ① 혈액의 생성
   ② 진액의 생성
   ③ 정·기·신의 생성
   ④ 담음의 생성
   ⑤ 폐정
3. 메타 휴머노이드 의식구현 시스템
   임맥 ⇒ 12개의 감정선
   독맥 ⇒ 7개의 의식선
4. 기미론(氣味論)과 귀경론(歸經論)❖
   기미론 : 음식 → 소화 작용 → 기(氣)와 미(味)로 분리
   귀경론 : 음식 → 소화 작용 → 기(氣)는 12가지로 분리
   　　　　　　　　　　　　　　미(味)는 5가지로 분리
   　　　　　　　　　　　　→ 12경락을 통해 5장 6부로 전달

❖ **생명현상에 작동되는 빛 시스템 분석**
  1. 생명회로도 작용
  2. 공변관계(장부상통) → 빛마당 형성
  3. 자오유주도 시스템
     삼황(대우주)의 에너지 → 메타 휴머노이드 에너지 전환장치
     → 소우주인 인간의 몸에서 12가지 에너지로 전환
     → 6장 6부에 대우주의 빛 에너지를 공급
  4. 생명회로도를 지원하는
     눈에 보이지 않는 모든 생명 유지 장치들이 있습니다.

귀경론(歸經論) : 모든 약물과 음식물은 몸 전체에 고루 작용하는 것이 아니라 일정한 장부와 경맥에 선택적으로 작용하여 치료효과를 나타낸다는 이론

호모 사피엔스의 생명회로도 ⑮
기미론과 귀경이론

기와 빛은 입자의 크기에 따라 분류됩니다.
100이라는 공간에 들어갈 수 있는 입자의 숫자를 N이라 정의할 때 입자의 크기는 100/N 으로 표현할 수 있습니다.
기와 빛의 N값은 다음과 같습니다.

	N(개수)
침술 시 형성되는 기마당이 형성되는 기	7
기 치료 시 손에서 나가는 기	19
차크라 치유 시 손에서 나가는 빛	80
자오유주도의 빛	100

음식물을 먹은 후
포의 훈증 과정을 거치지 않고 소화 과정에서 생성된 입자의 크기를 숫자(N)로 표현하면 다음과 같습니다.

	N(개수)		N(개수)
죽염	31	양파	21
꿀	5	마늘	25
소고기	20	배	15
돼지고기	18	사과	18
인삼	27	설탕	7
하수오	23	커피	8

N값의 기준을 빛(N) = 100으로 할 때
N값이 40 이하이면 기(氣)라 하며 N값이 40 이상이면 빛이라 합니다.

우리가 먹는 음식물은 소화 과정을 거쳐
체내로 흡수될 때
기와 빛의 형태로 됩니다.
비장의 운화 기능에 의해 흡수된 기와 빛은
포의 훈증 작용(에너지 전환장치)을 거쳐
장부가 흡수할 수 있는 12가지 정기신으로 가공되어
12경락의 순환이 이루어집니다.

포의 훈증 절차를 마친
음식물의 입자 크기(N)의 변화는 다음과 같습니다.

	N(개수)		N(개수)
죽염	31 → 81	양파	21 → 42
꿀	5 → 15	마늘	25 → 54
소고기	20 → 40	배	15 → 20
돼지고기	18 → 32	사과	18 → 24
인삼	27 → 52	설탕	7 → 28
하수오	23 → 48	커피	8 → 16

우리가 먹은 음식물은
1차 소화 과정을 거치고
2차 포의 훈증 과정을 거친 후
입자가 매우 작은 형태의 기와 빛의 형태로 전환된 후
12경락을 통해 흡수됨을 알 수 있습니다.
음식마다 입자의 크기가 달라짐을 알 수 있습니다.
입자의 크기가 작아질수록
N값이 클수록 빛의 성질을 갖게 되며
인체 내에서 흡수율이 좋으며
약성의 작용 또한 커짐을 알 수 있습니다.

포의 훈증 과정을 거친 입자의 크기가 클수록
N값이 작을수록 소화에 부담을 주거나
음식의 흡수율이 낮아지고 약의 흡수율이 낮아짐을 알 수 있습니다.

음식물 = 유기물 = 색 = 물질이
소화 과정과 포의 훈증 과정을 통해
기로 변하여 체내에 흡수되고 5가지 맛으로 구분된다고
동양인들은 생각해 왔습니다. 이것을 기미론이라고 합니다.

음식물 = 유기물 = 색 = 물질이
소화 과정과 포의 훈증 과정을 통해 생성된 기가
12경락을 통해 6장 6부로 들어가서
기마당이나 빛마당을 형성하는 작용을 귀경이론이라고 합니다.

동양의학의 본초학에서는
음식으로 알려진 채소와 과일들과
약으로 쓰이는 약초들의 약성을 분류하여
어느 질병에 쓰이는지
맛은 어떤지 어떻게 복용하는지 설명해 놓았습니다.
어느 약초가 어디에 어떻게 가를 알고 있었으며
실제 환자를 치유하는 기술로 발전하였습니다.

그 당시의 과학기술 수준으로는
눈에 보이지 않는 소화 과정과 포의 훈증을
정확하게 인지할 수는 없었습니다.
그 당시의 과학기술로는 알 수가 없었지만
눈에 보이지 않는 세계는 기감이 매우 예민한 사람들과
영안이 열려 있는 의가들을 통해 관념화되었으며
철학의 인식으로 계승되고 발전해 왔습니다.

표리의 방법으로 귀경(歸經)이 이루어질 때
기마당이 형성이 됩니다.
침에 의해 경혈을 자극할 때 생기는
기마당의 형성은 포(包)의 작용 없이 발생합니다.
음식이나 약으로 기마당을 형성할 수 있으며
치료 효과는 작용 기전에 따라 다릅니다.
일반적으로 침술로 기마당이 형성되는 경우는
기마당이 빠르고 크게 형성되지만
지속 시간이 오래가지 않는 단점이 있습니다.
음식이나 약으로 기마당이 형성될 때는
음식의 종류나 약에 따라 다르지만
일반적으로 침술에 비해 기마당이 작고 강도가 약한 반면
오랫동안 기마당이 유지된다는 특성이 있습니다.

공변관계(장부상통)로 귀경(歸經)이 이루어질 때는
빛마당이 형성이 됩니다.
빛마당은 빛의 생리작용에 의해
놀라운 치유효과가 나타나게 됩니다.
기마당보다는 빛마당이 형성될 때 치유효과가 빠르고 잘 나타납니다.

기미론과 귀경이론은 동양의학에서
관념화되고 추상화되어 있는 부분이었습니다.
몸에서 일어나는 기미론과 귀경이론을
몸으로 느낄 수 있는 인자들이 없었습니다.
몸에서 일어나고 있는 현상이지만
현상을 설명할 수 있는 이론과 원리가 충분하지 못하였습니다.
눈에 보이지 않는 경혈과 경락의 존재를 있다고 믿고
의서를 믿고 사람의 생명을 치료한다는 것은
용기가 필요한 부분이었습니다.

포의 존재는 알고 있었습니다.
포에 대한 의서의 기록 내용 이외에
포의 작용은 알 수도 없었으며
누구에게도 물어볼 사람조차 없었습니다.
포가 어디에 있는지
포가 어떻게 작용하는지
포가 무엇을 하는지
포가 어떠한 메커니즘으로 작동하고 있는지
의서에 기록된 내용 외에는
아무도 알 수 없었으며
아무도 이해할 수 없었습니다.

지구 행성의 물질문명의 종결을 앞두고
지구 행성에 설치된 의료 매트릭스의 해체를 앞두고
새로운 정신문명의 출현을 앞두고
새로운 의료 매트릭스의 확장과 설치를 위해
시절인연에 의해 우데카 팀장이
하늘과의 소통 속에 이 글을 기록으로 남깁니다.

기와 빛의 입자의 크기

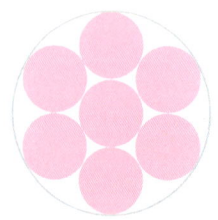

침술 치료 입자
N = 7
(일반인 기준)

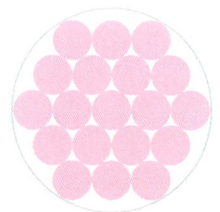

기 치료 입자
N = 19
(일반인 기준)

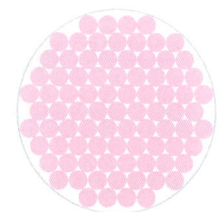

차크라 치료 입자
N = 89
(우데카 팀장 기준)

호모 사피엔스의 생명회로도 ⑯
빛의 생리학

색의 3원색은 빨강, 파랑, 노란색입니다.
세상에 존재하는 모든 색상은
빨강색과 파랑색과 노란색을 혼합함으로써
다 표현될 수 있습니다.
3가지 색이 모두 섞이면 검은색이 됩니다.
색은 혼합되는 색이 많을수록 검은색이 됩니다.
색의 근원은 검은색입니다.
물질은 형상이 있으며
형상은 색으로 표현될 수 있습니다.
물질의 근원은 검은색인 암흑물질입니다.

빛의 3원색은 빨강, 파랑, 녹색입니다.
가시광선 내에서 이루어지는 빛은
3가지 빛이 합성되면 흰색이 됩니다.
빛은 합성될수록 흰색이 됩니다.
빛의 근원은 흰색입니다.
빛은 물질이 아닌
진동수와 파장을 가진 비물질 에너지입니다.
빛은 영혼백과 정기신의 입장에서 보면 비물질 에너지입니다.

대우주는 물질과 반물질(反物質)과 비물질로 되어 있습니다.
물질의 세계를 색의 세계라 하며
반물질의 세계를 기의 세계라 하며
비물질의 세계를 빛의 세계라 합니다.
물질의 세계는 색과 기와 빛이 혼재되어 있습니다.

반물질의 세계는 색과 기와 빛이 혼재되어 있으며
비율이 다르게 존재하고 있습니다.
비물질의 세계는 기와 빛이 혼재되어 있으며
기의 비율이 적게 존재하는 세계입니다.

무극의 세계에서 빛의 근원은
창조주 = 조물주(18차원 18단계)의 빛입니다.
천황(天皇)의 빛이며 흰빛입니다.

태극의 세계에서 빛의 근원은 음양의 빛입니다.
음(陰)의 빛의 근원은 지황(地皇)의 빛입니다.
지황의 빛은 파랑입니다.
지황의 빛의 근원은 영원어머니(마고할머니)의 빛입니다.
지황의 빛은 18차원 14단계 창조주의 빛입니다.

양(陽)의 빛의 근원은 인황(人皇)의 빛입니다.
인황의 빛은 빨강입니다.
인황의 빛의 근원은 알파의 빛입니다.
인황의 빛의 근원은 18차원 17단계 창조주의 빛입니다.

빛 에너지의 3가지 근원은
삼황(三皇)의 에너지입니다.
삼황의 에너지는 천지인의 에너지를 말합니다.
천황의 에너지는 흰빛입니다.
지황의 에너지는 파랑빛입니다.
인황의 에너지는 빨강빛입니다.
삼황의 에너지는
삼태극의 물질 세상에서는
삼라만상의 에너지로 분화하였습니다.

삼라만상의 물질 세상의 근원은
삼황의 에너지이며
우주의 에너지입니다.
모든 것은 에너지의 작용이며
모든 삼라만상의 변화는 에너지의 작용일 뿐입니다.
감정도 에너지이며
의식도 에너지이며
마음도 에너지의 작용일 뿐입니다.
사랑도 미움도 에너지의 작용이며
기쁨과 슬픔도 에너지의 작용이며
분노와 화도 에너지의 작용입니다.
세상의 모든 것은
에너지로 표현될 수 있으며
진동수로 표현될 수 있습니다.

대우주의 빛인 삼황의 에너지는
소우주인 인체 내에서 바로 사용할 수 없습니다.
백회를 통해 들어오는 우주의 빛은
심포에 있는 무형의 에너지 전환장치에 의해
12개의 빛으로 분화됩니다.
12개의 빛으로 분화된 빛은
제3의 경락의 순환 시스템에 의해
6장 6부로 전달되어 필요한 곳에 흡수됩니다.

6장 6부에 제3의 경락시스템으로 전달되어
흡수되고 남은 빛은
다른 경락의 순환 시스템으로 전달되어
남김없이 인체 내에서 활용되고 있습니다.
우주의 에너지는 백회를 통해 들어옵니다.

비용이 전혀 들지 않으며
남녀도 차별하지 않으며
가난한 자와 부자도 차별하지 않는
대우주의 공평무사한 빛입니다.
대우주의 공평무사한 빛은
소우주인 인체가 생명현상을 지속하기 위해
반드시 필요한 빛이며
생명의 빛이며
축복의 빛이며
대우주의 사랑의 빛입니다.

소화 과정을 거치지 않은 물질은
인체 내에서 흡수될 수 없습니다.
음식을 섭취하고 음식물의 소화 과정에서
거칠고 탁한 1차 에너지가 탄생됩니다.
1차 에너지는 원유가 정제될 때 나오는
여러 층위 중에 아래에 분포하는
밀도가 높고 탁하고
입자가 큰 제품으로 비유할 수 있습니다.
소화 과정을 거쳐서 탄생한 영양분들은
포의 훈증 기능에 의해
입자가 작고 무게가 가볍고 고운 에너지로 가공되어
12경락의 영기의 순환이 이루어집니다.
포의 훈증에 가공되어 탄생한 영기는
원유에서 정제가 잘된 휘발유에 비유할 수 있습니다.

음식물이 1차 가공되는 것은 소화 작용이라 합니다.
소화 작용을 거친 것은
비장에 의해 기의 형태로 포에 보내지게 됩니다.

포의 훈증 작용을 거쳐
2차 가공된 에너지를 정기신이라 합니다.
정기신의 에너지 중
입자의 크기가 제일 큰 것을 정이라 하고
입자의 크기가 중간 크기인 것을 기라 하고
입자의 크기가 제일 작은 것을 신이라 합니다.
정기신의 에너지는 경락의 3중 구조에 의해 통합되어
경락시스템을 통해 6장 6부로 에너지를 운반하게 됩니다.

음식물이 소화 과정과
포의 훈증을 거쳐 탄생한 정기신의 에너지는
자동차에 비유하면 원료인 휘발유에 비유할 수 있습니다.
백회를 통해 들어온 우주의 에너지는
포에 있는 에너지 전환장치에 의해
12가지의 에너지로 분류됩니다.
이 에너지는 자동차로 비유하면
전원을 공급하는 배터리에 해당됩니다.

자동차의 에너지원은 휘발유와 배터리에서 나옵니다.
인간이 먹는 음식물은 인간이 살아가는데 꼭 필요한 에너지원입니다.
배터리에서 나오는 에너지는
자동차 시스템을 유지하기 위해 꼭 필요한 에너지입니다.
백회를 통해 들어온 에너지는 공짜이지만
너무나 중요한 역할을 하는 에너지입니다.
백회를 통해 들어온 우주 에너지는
생명회로도를 작동시키는 에너지이며
생명회로도를 관리하는
눈에 보이지 않는 무형의 기계장치들을 작동시키는데
꼭 필요한 에너지입니다.

자동차는 배터리만으로도 작동될 수 있지만
인간의 몸에서는
백회를 통한 에너지만으로는
현재의 호모 사피엔스의 생명 활동이 불가능합니다.
하늘의 법칙에는 공짜가 없습니다.
백회를 통해 들어오는 우주의 에너지는
남지도 모자라지도 않게 받을 수 있도록
엄격하게 관리되고 있습니다.
경계의 자유를 넘은 경우와
조건 없는 사랑과 자비와 연민의 에너지가 흘러나올 때
인간은 우주의 에너지와 공명할 수 있으며
백회를 통해 우주의 에너지를 추가적으로 받을 수 있습니다.
나의 의지나 욕망으로
기도와 수행으로 백회는 열리지 않으며
침술이나 약을 이용하여 백회를 열 수는 있지만
그 효과는 일시적이거나 미미하게 됩니다.

백회를 통해 들어온 에너지가
남는 경우와 모자라는 경우
음식물이 정기신으로 된 에너지의 작용은
경락시스템 작동원리
기마당과 빛마당의 형성 원리 편으로 이어집니다.

호모 사피엔스의 생명회로도 ⑰
빛의 생리학과 파동의학

세상 만물은 에너지로 되어 있습니다.
에너지가 아닌 것은 아무것도 없으며
세상 만물은 모두 에너지의 작용으로
설명할 수 있으며 표현할 수 있습니다.
에너지의 근원은 창조주의 빛이며 무극의 빛입니다.

무극의 빛은
태극의 세계에서 빛과 소리와 형상이 되었으며
빛과 소리와 형상이 하나로 존재하는
관세음의 세계에서 물질의 세계가 출발하였습니다.
관세음의 세계는 음양의 세계이며 태극의 세계입니다.
태극의 음양의 세계는
물질 세상인 삼태극의 세상에서는 사상(四象)이 되었으며
사상은 오행이 되었으며
오행은 다시 6기(풍한서습조화)가 되었습니다.
인간의 몸에서 6기는 삼음과 삼양이 되었으며
삼음과 삼양은 12경락이 되었습니다.

대우주를 운영하고 있는 빛은 삼황의 빛이며
삼황의 빛은 삼라만상을 이루고 있는 빛입니다.
삼라만상에 깃들어 있는 삼황의 에너지들은
인간의 몸에서 12가지 형태로 분화되었습니다.
6장 6부로 이루어진 인간의 몸은
잠시도 대우주의 에너지인 삼황의 에너지와
분리될 수 없으며 분리된 적도 없었습니다.

대우주의 빛 = 우주의 삼위일체의 빛 = 삼황의 에너지는
잠시도 쉬지 않고 백회를 통해 들어오고 있습니다.

백회를 통해 들어온 삼황의 빛은
심포에 존재하는 메타 휴머노이드 에너지 전환장치에 의해
12가지 에너지로 진동수를 하강하여
6장 6부에 공급되고 있습니다.
삼황의 빛이 12가지 빛으로 전환되고 있다는 것을
북두칠성 민족인 동이족들은 알고 있었습니다.
대우주의 빛이 소우주인 인간의 몸으로
에너지가 차원 조정이 된 것을 알고 있었습니다.
인간을 소우주라고 한 것이 갖는 의미입니다.
이것을 우리 동양인들은 자오유주도의 빛이라 불렀습니다.

대우주와 소우주는 인간의 몸에서
12가지 에너지의 스펙트럼으로 만나고 있는 것입니다.
대우주의 삼황의 빛이
인간의 몸에서는 생명의 진리가 되었습니다.
인간의 몸에 있는 생명 진리의 빛은
삼황의 빛이 차원 간의 문을 열고
물질 세상에 깃들어 있는 것입니다.
세상의 이치를 숫자로 표시할 수 있듯이
세상 만물의 이치는 에너지의 변형이며
에너지의 전환이며
에너지의 차원 간 이동으로
설명할 수 있으며 이해할 수 있습니다.

무기물이 유기물이 되는 과정을
불교에서는 공즉시색이라 하였습니다.

무기물이 유기물이 되는 과정을 동화과정이라고 합니다.
녹색 식물과 조류(藻類)들은 동화과정을 통해
에너지를 변형하는 각자의 독특한 에너지 전환장치를 가지고
열매라는 형태로 에너지를 고정하고 있습니다.
식물마다 자신에게 설치된 에너지 전환장치에 의해
다양한 에너지의 차원 간 에너지 전환이 일어나는데
이것을 동화작용이라 하였습니다.

식물과 조류에 의해 무기물이 유기물로 합성이 되면 이것을
동물이나 인간이 먹이로 섭취하고 나서
유기물을 다시 무기물로 분해하여 흡수하는
생명체들의 소화작용을 이화작용이라 하였습니다.
불교에서는 이것을 색즉시공이라 하였습니다.
유기물이 무기물로 분해될 때 생기는 에너지로
생명체들은 생명을 유지하고 있습니다.
무기물이 유기물로 전환될 때와
유기물이 무기물로 전환될 때에 작동하는
눈에 보이지 않는 수많은 기계장치들이
생명체들에게 설치되어 있습니다.
인간의 몸은 눈에 보이지 않는 기계장치들로 가득 차 있습니다.
식물과 동물들도 마찬가지로
눈에 보이지 않는 기계장치들로 가득 차 있습니다.
눈에 보이지 않는 기계장치들에 의해
동화작용과 이화작용이 식물과 동물 그리고
인간의 몸에서 이루어지고 있는 것입니다.

인간의 몸에 있는 5장 6부와 식물과 동물에게 있는
생물학적 기능을 하고 있는 세포와 조직 그리고 기관들만으로
생명현상들이 일어나고 있다고 인류들은 알고 있습니다.

인간에게 알려진 5장 6부의 기능과
세포와 조직의 활동으로 설명할 수 있는 생명현상들은
30% 정도 밖에 되지 않습니다.
생명현상 뒤에 있으며
70%의 생명현상들을 일어나게 하는 것은
눈에 보이지 않는 정교한 기계장치들입니다.
눈에 보이지 않는 기계장치들에 의해
생명현상들이 일어나고 있습니다.
눈에 보이지 않는 생명현상들에 의해
눈에 보이는 생명현상들이 일어날 수 있는 것입니다.

음식을 섭취하고 소화 과정을 통해
무기물로 흡수된 에너지들 역시 2가지로 나누어집니다.
눈에 보이는 영양물질과
눈에 보이지 않는 영양물질로 나누어집니다.
눈에 보이는 영양물질은
혈관을 통해 세포와 조직과 장부에 공급됩니다.
눈에 보이는 영양물질은
눈에 보이는 세포와 조직을 성장시키고
장부의 역할을 유지시켜 줍니다.
눈에 보이지 않는 영양물질들은
정기신의 형태로 분리되어
경락을 통해 세포와 조직과 장부에 공급이 됩니다.
눈에 보이지 않는 영양물질은
생명 활동의 결과 발생하는
노폐물이나 찌꺼기들을 몸 밖으로 배출하는데 도움을 줍니다.
눈에 보이지 않는
정기신의 에너지들은
장부의 노화를 방지하고 정화하는 기능을 합니다.

음식물의 소화작용으로 생긴 에너지들은
눈에 보이는 세포와 조직들의
생명 활동을 유지하는데 모두 사용됩니다.
음식물의 소화작용(이화작용)으로 생긴 에너지들은
눈에 보이는 30%의 생명 활동을 유지하는데 사용되어집니다.
우리 몸에 70%의 생명 활동은
눈에 보이지 않는 정교한 기계장치들에 의해 이루어지고 있으며
이러한 기계장치들은
눈에 보이는 영양분들은 진동수가 맞지 않아 이용할 수 없습니다.
눈에 보이지 않는 정교한 기계장치들은
눈에 보이지 않는 정기신 에너지 중 일부만을 이용하고 있습니다.

눈에 보이지 않는 정교한 기계장치들도
지속적으로 작동하기 위해서는 에너지가 필요합니다.
필요한 에너지의 30%는
정기신의 에너지를 통해 공급받고 있습니다.
필요한 에너지의 70%는
심포의 차원 간 공간 속에 있는
메타 휴머노이드 에너지 전환장치에 의해
전환된 에너지를 이용하게 됩니다.
메타 휴머노이드 에너지 전환장치는
대우주의 에너지를
소우주인 인간의 몸에서 이용할 수 있도록
고진동 고파장의 에너지를 전환시키는 역할을 합니다.
이렇게 해서 전환된 에너지들은
6장 6부의 12파장으로 분화되어
30%는 눈에 보이는 세포와 조직에 에너지원으로 쓰여집니다.
70%는 눈에 보이지 않지만 생명 활동에 관여하고 있는
눈에 보이지 않는 기계장치들의 에너지원으로 사용되고 있습니다.

눈에 보이지 않는 세계와 눈에 보이는 세계들로 인해
생명의 주기가 이어지고 있는 것입니다.
생명은 대우주의 에너지의 법칙 속에만 존재할 수 있습니다.
생명은 대우주의 에너지 없이 존재할 수 없으며
생명은 대우주의 에너지를 자오유주도의
에너지 유주에 따라 공명하고 있는 것입니다.
생명현상들 속에는 수많은 에너지 전환장치들이 존재하고 있습니다.
감나무는 감나무에 설치된 기계장치들에 의해
생명을 유지하고 있으며
설치된 기계장치들에 맞는 유기물들을 열매의 형태로
뿌리와 가지와 잎에 저장하고 있는 것입니다.

식물들은 모두 에너지 고정(전환) 장치를 가지고
생명현상을 유지하고 있습니다.
동물들은 식물이 전환한 에너지들을
다시 전환하여 생명현상을 유지하고 있습니다.
동물들의 기계장치들이 식물보다 훨씬 더 복잡하고 정교합니다.
인간의 몸에 설치되어 있는 기계장치들이
가장 정교하고 복잡하고 고도화되어 있습니다.
인간이 가장 높은 의식을 구현할 수 있는 것은
인간이 생태계에서 최상위 포식자이기 때문에
가장 정교하고 복잡한 기계장치들이 설치되어
작동되고 있는 것입니다.

모든 것은 에너지의 세계입니다.
사기와 탁기 역시 에너지입니다.
세균과 바이러스 역시 에너지입니다.
생명이 있고 의식이 있는 생명체들은
모두 에너지 연금술사들입니다.

질병이 있는 곳에는
그 질병을 해결할 수 있는
약과 치료 방법이 존재하는 것이
우주의 법칙이며 자연의 순리이며 생명의 진리입니다.
에너지들은 음과 양으로 되어 있습니다.
에너지의 법칙 속에 기미론이 있으며
에너지의 법칙 속에 파동의학이 있습니다.
에너지의 법칙 속에 경락 차크라가 있으며
차크라 치유가 존재하고 있습니다.

빛은 파동을 가진 에너지입니다.
세상 만물은 빛의 생리학적 작용의 특성에 의해
에너지의 법칙에 의해 펼쳐지고 있습니다.
인류는 이제 빛의 시대에 맞는
새로운 의학의 패러다임이 필요한 시기가 도래하였습니다.
지축 이동과 함께 물질문명을 뒷받침하고 있던
매트릭스들이 모두 붕괴될 것입니다.
새 술은 새 부대에 담아야 하듯
새로운 정신문명에 맞는
새로운 의료 매트릭스들이
지구 행성에 도입되고 소개되는 시기입니다.
인류는 그동안 눈에 보이는
색의 세계를 중심으로 한 의학을 발전시켜 왔습니다.
미래의학은 색을 바탕으로 하여
눈에 보이지 않는 기의 세계로 확장될 것입니다.
기의 세계를 거쳐 인류들은 머지않은 시기에
빛의 생리학의 원리들까지 의식의 확장을 가져올 것입니다.
눈에 보이지 않는 수많은 생명 유지 장치들이
있다는 것을 알게 될 것입니다.

대우주의 진리 앞에
대우주의 법칙 앞에
대우주의 사랑 앞에
창조주의 사랑 앞에
인류는 가슴 저린 눈물을 흘릴 것이며
가슴은 벅차 환희에 찰 것입니다.

자연의 대격변의 상황 속에서 살아남은 인류들은
새로운 의식에 눈뜰 것이며
역장 안에서 피눈물 나는 고통의 시간들을 보내고
수많은 죽음들을 보면서
잃어버린 하늘을 되찾게 될 것이며
뼛속 깊숙이 물질화되어 있는 의식을 교정하게 될 것입니다.
참 많은 아픔의 세월과 인고의 세월을 보낸 후에야
의식의 비약적인 도약이 있을 것입니다.
그때서야 영혼의 신성함을 알게 될 것입니다.
한 치 앞도 볼 수 없는 현실 속에서
우데카 팀장의 생명회로도 시리즈와
경락시스템 작동원리 시리즈는
새로운 세계를 여는 등대빛이 될 것입니다.
인류가 그때서야 비로소
보이지 않는 세계에 눈을 뜨게 될 것입니다.

인류들의 건승을 빕니다.

그렇게 될 것이며
그렇게 예정되어 있으며
그렇게 되었습니다.

호모 사피엔스의 생명회로도 ⑱
생명회로도의 업그레이드

눈에 보이지 않는 세계의 정점에 신이 있습니다.
눈에 보이지 않는 세계의 정점에 인격화된 신이 있으며
눈에 보이지 않는 세계의 정점에 종교화된 신이 있으며
눈에 보이지 않는 세계의 정점에 창조주(조물주)가 있습니다.
인간이 그렇게 알고 있고
인류가 그렇게 믿고 있고
인간이 그렇게 생각하고 있고
인류가 그렇게 의지하고 있는 신은
우주 어디에도 존재하지 않습니다.

보이지 않는 세계의 정점에 있는 신은
권력자로서
심판자로서
우두머리로서 존재하지 않습니다.
눈에 보이지 않는 세계의 정점에 있는 신은
삼라만상에 에너지의 형태로 편재해 있습니다.
눈에 보이지 않는 세계의 정점에 있는 신은
대우주의 보편적 진리로 하강하였으며
대우주의 보편적 진리는 자연의 순리로 다시 하강하였습니다.
대자연의 순리로 진동수를 다운시킨 신은
생명의 진리로 다시 하강하였습니다.
눈에 보이지 않는 세계의 정점에 있는 신은
대우주의 법칙과 대자연의 순리와
생명의 진리 속에 함께 호흡하며
생명의 대주기에 참여하고 있습니다.

생명의 진리에는 대우주의 법칙이 구현되고 있으며
대자연의 순리가 구현되고 있습니다.
생명은 소우주의 세계입니다.
소우주 속에는
대우주의 질서와 대자연의 순리가 펼쳐지고 있는 것입니다.
생명체들의 주기에는
눈에 보이는 색의 세계가 있으며
눈에 보이지 않는 대자연의 순리가
기(氣)라는 시스템으로 펼쳐져 있습니다.
생명체들의 주기 속에는
눈에 보이지 않는 대우주의 질서가
빛의 생리학 시스템으로 장착되어
다양한 생명현상들을 창조하였습니다.

사과나무는 사과라는 열매를 맺기 위해
사과를 생산하는 설계 시스템이 유전자 정보에 설계되어 있습니다.
유전자 정보에 의해 펼쳐진 눈에 보이는 형태의
색(色)의 세계인 세포와 조직이 있습니다.
눈에 보이지는 않지만
대우주의 질서를 담고 있는
고유한 빛의 시스템이 장착됩니다.
대자연의 순리를 담고 있는
고유한 기가 작동하는 시스템이 장착됩니다.
사과나무 한그루에는 이렇게
색이라는 유전형질이 발현되는 시스템과
대우주의 법칙이 사과나무에 최적화된
눈에 보이지 않는 빛의 작용 시스템이 설치됩니다.
대자연의 순리 역시 사과나무에 최적화된
눈에 보이지 않는 기가 작동하는 시스템이 설치됩니다.

모든 식물은 유전형질이 발현되는 색의 세계와
대우주의 법칙이 작용되는 빛의 생리학 시스템과
대자연의 법칙이 작용되는 기 시스템이 설치되어
생명 활동이 이루어지고 있습니다.
모든 동물 역시 유전형질이 발현되는 색의 세계와
효율적인 이화작용을 위해
빛의 생리학 시스템과 기 시스템이 설치되어 있습니다.

사과나무 하나에
얼마나 많은 기계장치들이 설치되어 있는지 아십니까?
포도나무와 바나나 나무에 설치된
기계장치들이 다르다는 것은 아십니까?
참깨나무와 들깨나무에 설치된 색(유전형질)의 세계가 다르듯
빛과 기가 작동되는 공장 시스템이 다르다는 것을 알면서
보이지 않는 세계를 볼 수 있다면
이 글을 읽고 있는 당신은 믿으시겠습니까?

식물 하나하나는 모두 유전형질이 다릅니다.
즉 색의 세계가 다르다는 것입니다.
색의 세계는 삼라만상의 세계입니다.
색의 세계는 식물의 고유한 특성을 상징합니다.
색의 세계는 에너지의 세계입니다.
식물 하나하나는 에너지를 변형하는 연금술사이며
에너지를 창조하는 창조의 역할이 있습니다.
식물들은 인간이 할 수 없는
에너지들을 변형하고
에너지를 합성하고
에너지를 이용하여
무기물에서 유기물을 창조하는 창조자입니다.

식물 하나하나에 설치되어 있는
기계장치들은 모두 다르지만
정형화되어 있으며 패턴화되어 있으며
구조화되어 있으며 고도화되어 있습니다.

동물 하나하나는 고유한 색의 세계를 가지고 있으며
고유한 빛과 기가 작용하는 시스템을 가지고 있습니다.
이 시스템이 동양의학에서는
자오유주도 시스템과
경락과 경혈의 시스템이라고 알려져 있습니다.
식물과 동물들 모두 이러한 시스템이 장착되어 있지만
눈에 보이지 않습니다.
인간에게 설치되어 있는 기계장치들이
가장 복잡하고 정교하고 고도화되어 있습니다.
복잡한 기계장치들을 하나로
관리하고 통합할 수 있는 시스템이 필요하게 됩니다.
이 시스템을 생명회로도라고 합니다.

생명회로도는 식물과 동물에 모두 설치되어 있습니다.
호두나무에는 호두나무를 호두나무처럼 되게 하는
유전형질(DNA)인 색이 있으며
색은 생명체에 들어 있는
정기신의 에너지 중에 신을 의미합니다.
식물과 동물에 공통적으로 설치되어 있는 기계장치들은
다음과 같습니다.

❖ 메타 의식구현 시스템 : 의식의 구현
❖ 경락시스템 : 심장이 있는 동물에게만 설치됨
   식물의 기 시스템은 비교적 단순한 기계장치임

❖ 메타 에너지 전환장치 :
  식물은 미토콘드리아의 차원 간 공간에 설치됨
  동물들은 심포의 차원 간 공간에 설치되어 있음
❖ 생명회로도

식물과 동물은
환경에 적응하고 진화하며 살아갑니다.
생명회로도에 설치되어 있는 설정값에 따라
도태와 진화가 결정이 됩니다.
같은 종의 원숭이들이라 할지라도
생명회로도의 그레이드가 모두 다르며
기계장치들의 효율과 능력이 모두 다르게 세팅되어 있습니다.
생명회로도의 효율과 성능이
종들의 진화의 과정을 상징합니다.
생명회로도는 모든 기계장치들을 관리하고
컨트롤하는 센터의 역할을 합니다.
같은 어미에서 태어난 강아지 새끼들도 모두
생명회로도의 설정값이 모두 다르며
생명회로도의 세팅이 모두 다르기에
강아지들의 고유성이 나타나는 것입니다.

높은 의식을 구현하고
높은 수준의 생명 활동을 하기 위해서는
높은 수준의 생명회로도가 필요한 것입니다.
한 번 생명에게 부여된 생명회로도는
아무 때나 업그레이드되거나 조정되지 않습니다.
생명회로도가 조정이 되는 경우는
행성의 대기 환경이 대규모로 바뀔 때나
다른 행성으로 입식될 때입니다.

생명회로도가 업그레이드되는 것은
우주의 대주기나 소주기에 맞추어
수백만 년에서 수십억 년이 지나야 업그레이드되는 것입니다.

행성의 차원상승이 이루어질 때
차원상승된 행성에서 계속 살아갈 생명체들에게는
생명회로도의 업그레이드가 준비되어 있습니다.
다른 행성으로 입식되는 식물과 동물들의 생명회로도는
새로운 행성에 맞게 재조정되어 배치됩니다.
지구에서 인간에게 오랫동안 먹을 것을 제공하고
인간과 함께 동고동락한 식물과 동물들에게는
생명회로도의 업그레이드가 예정되어 있습니다.
식물과 동물의 진화는
생명회로도의 업그레이드로 보상받는 것입니다.

지구 행성의 차원상승을 앞두고
식물과 동물들의 생명회로도의
미세 조정이 진행되고 있는 중입니다.
식물과 동물들의 생명회로도의 업그레이드는
지축 이동 후
역장이 설치되고 난 후
지구 행성의 대기 환경의 변화가 완료된 후에
인간과 같은 시기에 진행될 예정입니다.
인류 역시 생명회로도의 미세한 조정이
진행되고 있는 중입니다.
생명회로도가 업그레이드되지 못하면
식물과 동물 그리고 인류는
새 하늘과 새 땅에 적응하지 못하고
죽음을 맞이하게 될 것입니다.

생명회로도의 주관자는
그 식물과 동물들의 영혼들입니다.
인간의 생명회로도의 주관자는 자신의 상위자아입니다.
자신의 상위자아에 의해
생명회로도는 관리되고 통제되고 있습니다.
질병의 발생 여부와 현재의 몸의 상태가 결정이 됩니다.
인간의 다양한 감정의 층위와
인간의 다양한 의식의 층위들 역시
생명회로도를 통해 관리되고 통제되고 있습니다.
생명이 죽고 사는 것은
생명회로도의 프로그램에 달려 있습니다.
생명회로도는
모든 영혼들의 진화 로드맵을 담고 있는
사고조절자에 의해 통제받고 있습니다.

인간이 죽고 사는 것을 결정하는 것은
첫째, 사고조절자가 가장 큰 영향을 미칩니다.
둘째, 자신의 상위자아의 영혼의 프로그램이며
셋째, 생명회로도의 재조정입니다.
인간이 죽고 사는 것은
눈에 보이지 않는 세계의 정점에 있는 신이 아닙니다.
인간이 죽고 사는 것은 자신의 상위자아에게 있습니다.
상위자아는 물질 체험을 하는 아바타를 위해서
특수한 영의 분화를 통해 존재하는
비물질체로 존재하는 또 다른 나입니다.
나의 상위자아는
대우주의 법칙과 대자연의 순리와
생명의 진리 속에서
영혼의 물질 체험을 위해 존재하는 특수한 존재입니다.

상위자아 마음대로 할 수 있는 것은 매우 제한되어 있습니다.
대우주의 전체의식 속에서
영혼의 물질 체험의 프로그램에 따라 존재하고 있을 뿐입니다.

물질 체험을 하는 아바타가
더 살고 싶다고 오래 살고 싶다고
생명회로도를 마음대로 조정할 수 없습니다.
생명회로도의 조정은
인간의 의지로 좋아질 수 없으며
인간의 노력으로 되지 않습니다.
인간의 수행과 기도로써 바뀌지 않습니다.
생명회로도는 상위자아의 영혼의 프로그램에 의해서만
대우주의 법칙 속에서 조정될 수 있으며
업그레이드될 수 있습니다.
이것이 '인명은 재천이다'가 갖는 우주적 진실입니다.

생명회로도의 업그레이드는
지축 이동 완료 후
아보날의 수여가 있은 후
인류의 의식이 깨어나는 속도에 맞추어 이루어질 예정입니다.
생명회로도가 업그레이드되고 나면
비장의 운화 기능이 지금보다 4배 정도로 활성화될 것입니다.
음식물의 소화 흡수 후 형성된
기의 입자 크기가 지금보다 4배 정도 작아지며
빛의 성질을 갖게 될 것입니다.
4배 정도 미세하게 흡수된 음식물은
빛의 형태로 다시 포에 전해집니다.
포의 훈증 과정을 거치고 나면
다시 2배 정도로 음식물의 입자가 작아지고 미세해집니다.

지금의 인류의 몸보다
8배 이상 입자가 작아지는 것이며
흡수율이 그만큼 높아진다는 것입니다.
인간의 몸이 빛의 몸으로 전환되는 시스템이
생명회로도 업그레이드를 통해 완성될 것입니다.

음식물의 소화 흡수는 소장에서 이루어집니다.
소장에서 흡수된 영양분들의 입자의 크기 역시
지금보다 3배 정도 더 작아질 것입니다.
혈액 속을 흐르는 영양분들 역시 입자가 작아지면서
신체 기능들이 지금보다 훨씬 향상될 것입니다.
음식물의 소화 흡수율이
지금보다 8배 이상 향상될 것입니다.
인류가 먹고 사는 문제에서 해방될 것입니다.
질병의 발생이 줄어들 것입니다.
면역기능 역시 향상될 것입니다.
생명회로도의 업그레이드가 있은 후
하늘의 얼음 천공이 완성되는 속도에 따라
인류의 평균 수명은
2천 년을 넘게 살 정도로 늘어나게 될 것입니다.
그로 인해 지구 행성은
모든 분야에서
새로운 형태의 문화나 문명들이 펼쳐질 것입니다.
새로운 정신문명은 이렇게
보이지 않는 세계에서 먼저 이루어지고 난 후
땅에서 펼쳐질 것입니다.
이것이 '하늘의 뜻이 땅에서 이루어지리라'가
갖는 우주적 진실입니다.

호모 사피엔스의 생명회로도 ⑲
호모 사피엔스의 새로운 탄생

호모 사피엔스는 15경락으로 창조되었습니다.
생명의 근원인 정기신을 생성하는
포(包)는 처음부터 3개로 창조하였습니다.
유기물을 무기물로 변화시키는 장치인 포를 3개를 설치하였습니다.
호모 사피엔스는 대우주 진화의 결과물입니다.
대우주의 고차원의 과학기술들이 총집결하여
대우주를 축소하여 소우주인 인간을 창조하였습니다.
호모 사피엔스는 최신형의 휴머노이드형 모델입니다.

지구 행성은 호모 사피엔스의 최신형 모델이
최고의 능력을 발휘할 수 있는 환경에 적합하지 않았습니다.
지구 행성의 대기 환경에 맞추어
호모 사피엔스는 창조될 때의 모델에서
일부 기능이 작동되지 않은 채
일부 기능을 봉인한 채로
영혼의 물질 체험을 위한 외투로 사용되었습니다.
호모 사피엔스가 창조될 때의 최고 능력의
60% 선에서 실험되고 운영되었습니다.
지축 이동 과정에서
새 하늘이 얼음 천공에 의해 완성되고
산소 농도가 2배 정도 높아지고
중력과 자기장이 새롭게 조정이 될 것입니다.
새롭게 변화된 지구 행성의 대기 환경은
호모 사피엔스가 창조될 때 최고의 성능을 발현할 수 있는
최적의 상황으로 재조정될 것입니다.

호모 사피엔스 몸의 구형과 신형의 차이

❖ 임맥선에 존재하는 12개의 감정선 → 15개의 감정선으로 확장
❖ 독맥선에 존재하는 7개의 의식선 → 9개의 의식선으로 확장
❖ 12경락이 → 15개 경락으로 확장
❖ 1개의 포 → 4개의 포로 확장
❖ 메타 휴머노이드 에너지 전환장치 기능이
　12가지 → 15가지로 확장
❖ 메타 의식구현 시스템의 확장
❖ 생명회로도의 업그레이드

새롭게 리셋되는 호모 사피엔스의 몸은
창조될 때 이미 모든 것이 함께 창조된 것입니다.
지구 행성의 환경이 이 모든 것을 구현하기에 부족했습니다.
그래서 처음 창조될 때의 기능과 성능을
축소시켜 운영해 왔습니다.
호모 사피엔스의 몸에 있던 모든 기능들이
새롭게 변화된 지구 환경에서 풀가동하게 될 것입니다.

새 하늘과 새 땅에서
호모 사피엔스의 몸은 전성기를 맞이하게 될 것입니다.
물질문명이 붕괴되고 새로운 정신문명을 건설하는데
최적화된 모델이 될 것입니다.
새로운 정신문명은 업그레이드된
호모 사피엔스의 몸을 통해 펼쳐질 것입니다.
새로운 정신문명으로 발전할수록
더 높은 의식을 구현할 수 있는
새로운 휴머노이드형 모델들이 연이어 출시될 예정입니다.
모델명은 호모 아라핫투스입니다.

호모 아라핫투스가 이미 출시되어 실험 가동 중에 있습니다.
호모 사피엔스 구형 → 호모 사피엔스 신형 → 호모 아라핫투스
→ 호모 마이트레야로 지속적인 모델이 출시될 예정입니다.

호모 사피엔스 모델들이
지속적으로 업그레이드되고 출시되는 이유는
높은 의식을 구현하기 위해서입니다.
높은 의식을 구현하기 위해서는
높은 수준의 생명 활동 역시 갖추어져야 합니다.
생명의 탄생과 함께 그 생명이 구현할 수 있는
의식의 수준이 결정이 되는 것입니다.
더 높은 수준의 생명 활동과
더 높은 수준의 의식을 구현하고
더 많은 자유의지를 보장해 주기 위해서는
인간의 몸을 구성하고 있는
눈에 보이는 장부들의 성능이 좋아져야 합니다.
눈에 보이는 장부들의 성능이 좋아지려면
눈에 보이지는 않지만 고차원의 과학기술로 설치된
눈에 보이지 않는 수많은
무형의 기계장치들에 대한 정비가 필요합니다.

눈에 보이지는 않지만 생명을 유지하고 의식을 구현하는
무형의 기계장치들이 더 높은 수준으로 업그레이드되어야 하며
지속적인 업데이트가 필요합니다.
인간의 몸은 정교한 기계장치입니다.
세상에서 가장 정교한 시계의 내부보다도
더 복잡하고 정교하게 고도화되어 있는
무형의 기계장치들에 의해
생명이 생명으로 살아갈 수 있는 것입니다.

생명이 생명의 순환을 하면서
더 높은 수준의 창조 활동을 하기 위해서는
새로운 모델들의 출현은 불가피한 것입니다.

호모 사피엔스가 창조될 때와 똑같은 환경에서
영혼들은 호모 사피엔스라는 육신의 옷을 입고
새로운 정신문명을 열게 될 것입니다.
지금 이때를 위해 인간의 몸에 봉인되었던
모든 기능들이 해제되고 정상화될 것입니다.
생명회로도의 업그레이드와 함께
하늘이 일하는 방식에 의해
아무도 모르게 아무도 모르게 준비되고 있음을 전합니다.

새 하늘과 새 땅에서
인류들의 현재의 몸은 새롭게 업그레이드될 것이며
멋지고 새로운 차원의 모델로 리셋될 것입니다.
신차가 탄생하듯 새로운 몸으로 탄생하게 될 것입니다.
업그레이드된 장치들이 본격 가동되면서
인류의 의식이 높아지면서
당신의 외형이 놀랍게 달라질 것입니다.
새로운 외모들로 변화될 것입니다.
더 높은 의식을 구현하게 될 것입니다.

인류들의 건승을 빕니다.

그렇게 될 것이며
그렇게 예정되어 있으며
그렇게 되었습니다.

호모 사피엔스의 생명회로도 ⑳
빛마당이 갖는 우주 공학적(철학적) 의미

침술은 인체내에 존재하고 있는
경락과 경혈의 특수성을 이용하여
환부에 기마당을 형성하여 치료하는 동양의학의 기술입니다.
기미론과 동양의학의 방제학은
동물과 식물의 약리학적 특성을 이용하여
오장육부에 기마당과 빛마당을 형성하여
치료하는 기술입니다.

생명은 의식을 구현할 수 있습니다.
생명의 근원은 정기신의 에너지입니다.
정기신 에너지의 근원은 영혼백 에너지입니다.
영혼백 에너지의 기원은
우주의 삼황의 에너지입니다.
삼황의 에너지의 기원은
창조주(창조 근원)의 의식입니다.

창조주의 의식은
창조주의 빛이며
창조주의 숨결이며
창조주의 호흡이며
창조주의 들숨과 날숨입니다.

창조주의 빛은
창조주의 의식이며
창조주의 의지를 담고 있습니다.

창조주의 빛은
생명의 숨결이며
생명의 호흡이며
생명의 의식입니다.

창조주의 빛은
의식을 가진 특수한 빛입니다.
창조주의 의식을 가진 빛은
의식을 구현할 수 있는 특수한 프로그램을 가진 빛입니다.
창조주의 빛은 고도의 의식을 갖춘 빛입니다.

창조주의 빛이
호모 사피엔스의 몸에 집약적이고 압축적으로
생명회로도를 통해 들어오게 됩니다.
창조주의 빛은
호모 사피엔스의 몸에서
창조주의 의식(의지)을 구현할 수 있습니다.
인간의 몸에서 구현되는
이적과 기적으로 알려져 있는
창조주의 빛이 작용하는
생리학적 기전은 다음과 같습니다.

빛이 의식을 가지고 있다는 것은
빛속에 의식을 구현할 수 있는
씨앗이 있다는 것입니다.
빛속에 들어 있는 의식의 씨앗은
생명의 기원이며
생명의 원천입니다.
창조주(창조 근원)의 빛속에 들어 있는

의식의 씨앗은 특수한 의식을 구현할 수 있도록
특수한 프로그램이 들어 있는 빛입니다.

빛이 생명체의 생명회로도와 만나면
빛에 내장된 프로그램들이 작용하게 됩니다.
생명회로도를 통해서
빛의 작용이 경락시스템을 통해 이루어집니다.
생명체의 컨트롤 센터인 생명회로도에서
창조주의 빛은
모든 생명체의 문제를 해결할 수 있는
백신 프로그램의 역할로 작용하기도 하며
모든 생명체의 모순을 해결하는
특수한 작용을 합니다.
창조주의 빛은 생명회로도에 발생한 모든 문제를
해결할 수 있는 만능 열쇠이며
망가진 회로도와 망가진 프로그램들을
정상화시키는 정교한 프로그램입니다.

창조주의 빛은
창조주의 의식을 구현할 수 있습니다.
창조주의 빛에는
모든 생명의 모순을 해결할 수 있는
우주 공학적으로 고도화되어 있는 프로그램이
집적되어 있습니다.
삼라만상이 모두 창조주의 의식으로 되어 있으며
삼라만상 모두는 창조주의 빛으로 창조되었습니다.
삼라만상은 모두 창조주의 의식의
에너지장 속에서 살아가고 있습니다.
가장 고도화된 빛은 창조주의 빛입니다.

창조주의 빛은
모든 생명체의 기원이 되는 빛입니다.
창조주의 빛의 다양한 스펙트럼이
대우주의 차원의 문이며
대우주의 차원의 벽이며
대우주의 구조를 이루는 기원입니다.
창조주의 빛은
삼라만상의 기원이 되었으며
모든 빛의 근원이며
모든 빛은 창조주의 빛에서 기원하였습니다.

모든 빛은 에너지이며
모든 빛은 의식을 가지고 있으며
모든 빛은 생명의 기원이며
모든 빛은 생명의 모순을 해결하는 열쇠를 가지고 있으며
모든 빛은 창조주의 의식을 담고 있습니다.

모든 생명체들은
자신의 고유한 빛의 진동수를 가지고 있으며
자신의 고유한 빛의 진동수 안에서
의식을 구현할 수 있으며
자신의 고유한 빛의 진동수 안에서
창조주의 의식과 공명하고 있습니다.

생명은 빛이며
빛은 의식을 가지고 있습니다.
모든 의식의 기원은 창조주의 의식이며
모든 빛의 기원은 창조주의 빛입니다.
생명체의 생명 에너지장 속에서 형성되는

기마당과 빛마당이 작용하는 시스템은
빛은 의식을 가지고 있다는
바탕 생각이 뒷받침 되어야
눈에 보이지 않는 생명 현상들을 설명할 수 있는 것입니다.

빛이 의식을 가지고 있다는 것은
모든 빛의 기원은 창조주의 빛이기 때문입니다.
빛이 의식을 가지고 있기에 눈에 보이지는 않지만
빛이 있는 곳에는
인간의 의식의 눈높이로 이해할 수 없는
이적이 있으며
빛이 있는 곳에는
인간의 의식의 눈높이로는 설명할 수 없는
기적이 있는 것입니다.

생명 현상은
이적과 기적으로 가득 차 있습니다.
인류는
우데카 팀장의 호모 사피엔스의 생명회로도 시리즈를 통해서
이제야 겨우 빛이 의식을 가지고 있다는 것에
눈뜨고 있을 뿐입니다.
수많은 이적과 기적들이 인류 앞에 펼쳐질 것입니다.

모든 빛속에 의식이 함께하고 있음을
빛의 스펙트럼은 의식의 층위와 같다는 것을
인류가 깨닫는 때가 오게 될 것입니다.
이것이 빛마당과 기마당이 갖는
우주 공학적 의미이자
우주 철학적 의미인 것입니다.

우데카 팀장의
생명회로도 시리즈를 마치고자 합니다.
우데카 팀장의
호모 사피엔스의 생명회로도 시리즈는
미래 인류의 의학 경전이 될 것입니다.
인류들의 건승을 빕니다.

그렇게 될 것이며
그렇게 예정되어 있으며
그렇게 되었습니다.

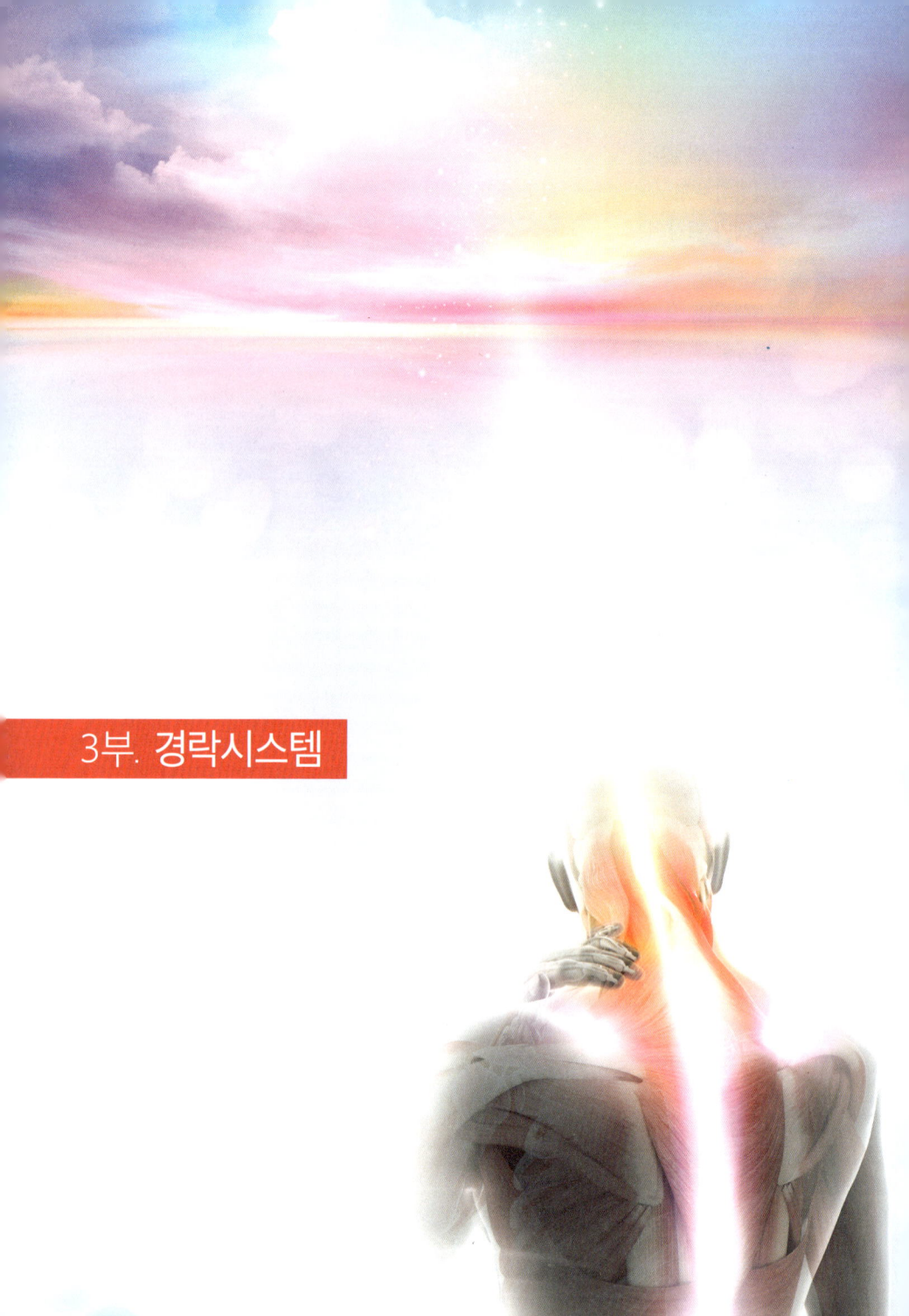

3부. 경락시스템

경락시스템의 작동원리 ①
생명회로도

인간은 우주 진화의 최고의 결정체입니다.
대우주는 6번째 대주기를 거치면서
모든 분야에서 진화하여 왔습니다.
대우주의 수레바퀴는 창조주의 의지에 의해
무한한 우주로 펼쳐질 것입니다.

인간의 몸은 그냥 단순한 육체가 아닙니다.
인간의 몸에 생리 현상이 일어나고
인간이 감정과 의식을 구현하고
인간이 높은 수준의 학문 활동과 창조적 활동을
펼치기 위해서는 그것을 지원하는
보이지 않는 세계에서의 뒷받침이 있어야 하고
보이지 않는 세계의 계획과 의지와 결정이 있어야 합니다.

인간의 몸에는 영혼백의 에너지가 들어가 있습니다.
영혼백의 에너지를 작동시키기 위해서는
생명운반자들이 먼저 활동을 해야 하며
생명조절자들이 세포와 기관을 움직여야 하며
생명회로도라는
유기적인 생명현상을 하나로 연결시키는 회로도가 필요하며
생명회로도를 컨트롤하는 최종 관리 시스템인
사고조절자라는 것이 있어야 합니다.

인간을 포함한 모든 생명체에는
눈에 보이지는 않지만 생명현상을 지원하고 유지시켜 주는

정밀하고 정교한 시스템들이 있습니다.
인간의 피부와 장부들 뒤에 숨겨져 있는
정밀한 기계장치들로 인해
5장 6부의 장부들이 작용을 하고 있으며
세포와 조직 기관들이
유기적인 협력 관계 속에서 작용하고 있습니다.

어릴 적 즐겨보던 은하철도 999라는
주인공 철이가 메텔과 함께 영원한 생명을 얻기 위해
기계인간이 되어 영원한 삶을 살기 위해
안드로메다로 향하는 긴 여정의 만화가 있습니다.
인간의 생명현상 뒤에는
현재의 과학기술로는 볼 수 없지만
7차원 과학기술로는 볼 수 있는
정교한 기계장치들이 구성되어 있습니다.
은하철도 999에서 말하는 기계인간은 이미
호모 사피엔스의 몸에 구현되어 있습니다.
인간은 대우주의 우주 과학기술들이 총 집약되어 창조된
최신 휴머노이드형 기계인간이며
기계로 되어 있는 부분들은
우주 공학기술로 눈에 보이지 않게 가려 놓았으며
우리 눈으로는 피부와 장부를 볼 수 있게 해놓았습니다.
현미경의 발명과 발전으로 인하여
인간의 몸을 세포단위까지 볼 수 있으며
원자와 분자 단위까지도 볼 수 있으며
인간의 몸에서 일어나는 각종 생명현상들을
생화학의 분야에서
분자 생물학의 관점에서
연구하고 탐구하고 있는 것입니다.

인류의 현재 과학기술은 5차원의 초입단계이며
이 기술들이 발전해 7차원의 기술들로 인해
7차원의 현미경이 발명다면
지금 우데카 팀장이 보고 느끼는 것처럼
인간의 몸이 정교한 기계장치로 되어 있으며
모든 식물들도 기계장치들로 되어 있음을
인류들 또한 알게 될 것입니다.
지금은 인당을 통해
인당에 있는 특수한 렌즈를 통해서
볼 수 있도록 허용된 인자들에게만 보일 뿐입니다.
이것이 매우 비합리적이고 논리적이지 못하다고 느끼고
비과학적이라는 비판을 받는 것이 어쩌면 당연한 것입니다.

정교한 무형의 기계장치들의 업그레이드가
차원상승이 갖는 또 다른 의미입니다.
인간이 1,000년에서 3,000년의 삶을 살아가려면
성경에 나오는 아브라함의 부인이 800살에 임신이 가능하려면
보이지 않는 세계에서는
사고조절자와 생명회로도의 업그레이드가 있어야 하며
보이는 세계에서는 산소 농도가 높아지고
행성의 중력과 자기장의 세기가 달라져야 합니다.
이것이 새 하늘과 새 땅이 갖는 의미이며
새로운 정신문명이 태어나는 물질적 토대가 되는 것이며
이것을 우리 조상들은 개벽이라 했으며
다른 말로는 지구 행성의 차원상승이라고 합니다.

우리 몸에 흐르는 경락시스템에는
눈에 보이지 않는 12경락, 임맥과 독맥
기경팔맥들과 세맥 등이 존재합니다.

우리에게 알려진 기존의 경락 이외에
수많은 경락시스템들이 있으며
이것들을 볼 수 있으며
이것들의 작용에 대해
기존의 경락 이론체계를 확장해가면서
우데카 팀장은
눈에 보이지 않는 경락의 세계를
눈에 보이는 경락으로 펼쳐 보일 것입니다.

경락시스템을 움직이는 것은
1차적으로 음식물과 약물이며
2차적으로는 생명회로도이며
3차적으로는 사고조절자입니다.
모든 음식물의 소화 흡수 과정에
생명회로도가 먼저 반응하며
그 이후에 경락시스템이 작동됩니다.
생명회로도와 경락시스템은
특수한 자극과 조건에 반응하지만
나의 의지와 수행을 통해 작동시키기는 매우 어렵습니다.

침술이 갖는
보이지 않는 세계에서의 의미는 다음과 같습니다.
사람의 몸에 기가 흐르는 특수한 곳인
경혈과 경락의 특수성을 이용하여
타인의 생명회로도에 영향을 주어
깨진 기혈의 균형을 바로잡고
깨진 음양의 균형을 바로잡고
한열과 조습의 균형을 바로잡는 것이
침술이 갖는 우주 철학적 의미입니다.

침을 사용하여
그 사람의 생명회로도가 어떻게 작동하고
그것이 어떠한 경락시스템에 작용하여
경혈이 열리고 닫히는지
경락이 열리고 닫히는지를
영적인 능력을 통하여
하늘과의 소통 속에서 알 수 있습니다.
시절인연이 있는 인자들과
빛의 일꾼으로서 인연이 있는 인자들에게
우데카 팀장이 전하고자 합니다.
침을 놓아도 생명회로도에 어떠한 변화가 없다면
치료 효과가 없을 것이며
생명회로도에 변화가 있을지라도
내가 보내고자 한 곳에
환자의 병소✢가 있는 곳에 정기를 보낼 수 없다면
치료 효과를 볼 수 없을 것입니다.
이 모든 것을 눈에 보이는 것처럼
경혈과 경락의 비밀에 대해
보이지 않는 세계에 눈을 뜨고자 하는
의지가 있는 인자들에게 공부할 수 있는
기회가 주어질 것입니다.

그렇게 될 것이며
그렇게 예정되어 있으며
그렇게 되었습니다.

병소(病巢) : 병이 발생한 부위

경락시스템의 작동원리 ❷
경혈과 기마당

침을 놓고 효과를 보려면 기마당이 형성되어야 합니다.
경혈점들에 침을 놓으면
경혈점마다 독특한 에너지 작용점들이 나타나는데
그 에너지 작용이 일어나는 부위나 영역을 기마당(氣-)이라고 합니다.
기마당을 에너지 필드(energy field) 또는
작용점 또는 반응점이라고 부르기도 합니다.

경혈마다 독특한 기마당이 형성되고
경혈마다 형성되는 기마당의 크기와 부위가 다릅니다.
경혈마다 기마당이 형성되는 원리가 있는데
이것을 이용하여 자신이 원하는 곳에
자신이 기를 보내고자 하는 곳에
기를 보내는 기술 또는 방법을 가리켜 침술(鍼術)이라고 합니다.

침술은 환자의 몸에 내가 원하는 곳에
경혈과 경락의 특성을 이용하여
기마당을 형성시키는 기술을 말하는 것입니다.
기마당의 형성 원리를 이해하지 못하고
기마당이 형성되는지조차 모르고
기마당이 어디에 얼마만한 크기로 형성되는지
아무것도 모르는 채 침술을 행하는 경우가 많습니다.

인간의 몸에 흐르는 경혈과 경락은 눈에 보이지는 않지만
심장의 박동으로 인하여
경락과 경혈이 생명회로도의 통로를 따라 흐르고 있습니다.

인류의 과학기술은 우주적 시각에서 보면
그리 높은 수준이 아닙니다.
현재의 과학기술 문명은 5차원 초반의 과학기술입니다.

지금은 바닷속으로 침몰한
레무리아 문명이나 아틀란티스 문명의 경우
그 당시 과학기술 문명의 수준은
현재의 과학기술 문명보다 월등히 앞서 있었으며
7차원 과학기술입니다.
7차원의 과학기술로는
우리의 과학기술인 전자 현미경으로 유전자를 보듯이
경혈과 경락시스템을 볼 수 있습니다.

지구 행성의 지하에 있다고 알려져 있는 지하 문명은
레무리아와 아틀란티스인들의 문명이며 이들의 과학기술은
경혈과 경락을 과학 장비를 통해 볼 수 있을 뿐 아니라
생명회로도 역시 볼 수 있습니다.
과학기술의 발전으로 인하여 인류 역시 언젠가는
인간의 몸에 흐르는 경혈과 경락을 눈으로 볼 수 있게 될 것이며
기마당이 형성되는 원리를 새롭게 정리한
경혈학과 침구학 책들이 등장하게 될 것입니다.

지금 우리에게 전해지고 있는 경혈과 경락에 관한 내용들은
눈에 보이지 않는 세계를 볼 수 있는 영적인 능력자들을 통해
고대에 하늘로부터 다운로딩(채널링)되는 방식에 의해
기록되어 전해지고 있는 것입니다.
기존에 알려진 경혈과 경락은
현재 인간의 몸에 흐르는 경혈과 경락과는 약 75% 정도 일치하며
지축 이동 이후에는 그 정확도가 65%로 축소될 예정입니다.

경혈마다 다르게 존재하는 기마당과
기마당이 형성되는 원리들과
경락시스템들이 작동되는 원리들을
하늘과의 소통 속에서
우데카 팀장은 지속적으로 인류에게 전할 것입니다.
때가 되면 영적인 능력을 가진 인자들이 나타나
우데카 팀장의 글이 진실임을 증명하게 될 것이며
지축 이동 후 새 하늘과 새 땅에서는
새로운 경혈학과 경락학을 공부하게 될 것입니다.
새로운 정신문명에 맞는
새로운 의학 패러다임의 출현을 위한 강의가
빛의 생명나무에서 이루어지고 있음 또한 전합니다.

우데카 팀장은 한의학 이론과 경혈학 강의를 통해
새로운 의학의 패러다임을 열고 있으며
오염되고 낡은 의료 매트릭스들을 해체하고 있습니다.
'진리가 너희를 자유케 하리라'
눈에 보이지 않는 세계를
눈에 보이는 세계로 펼쳐 보이고 있을 뿐입니다.
새로운 의학 혁명의 시작은
아무도 모르게 아무도 모르게
잃어버린 경혈과 경락시스템의 복원을 통해
경혈과 경락시스템의 작용 기전의 규명을 통해
시작되었음을 전합니다.

경혈마다 형성되는 기마당 하나하나를 눈으로 볼 수 있으며
하나의 경혈점에 침을 놓을 때의 형성되는 기마당과
두개의 경혈점에 침을 놓을 때의 기마당은
전혀 다르게 형성됩니다.

침이 3개 4개 추가될 때마다 형성되는 기마당이 다르며
기마당이 형성되는 원리 하나하나를 공부하는 시간이
우데카 팀장의 경혈학 강의가 갖는 우주적 의미입니다.
경락이 작동되는 원리 하나하나를 실시간으로 공부하고 있으며
새로운 경혈학을 기반으로
새로운 침구학(鍼灸學)의 시대와
새로운 한의학의 시대를 열기 위한
모든 분야의 공부가 진행되고 있음을
시절인연이 있는 인자들과 빛의 일꾼들에게 전합니다.

당신의 사랑은 어디서 무엇을 하고 있습니까?
당신의 깨어난 의식으로 무엇을 하시겠습니까?
당신이 하늘 사람이라면
문명의 대전환기에 무엇을 하시겠습니까?
당신이 빛의 일꾼이라면
지구 행성의 물질문명의 종결 뒤에
새로운 정신문명의 출현을 앞두고 지금
당신은 무엇을 하시겠습니까?
지구 행성의 차원상승을 위한
대우주의 수레바퀴는 한 번도 멈춘 적이 없습니다.
하늘 사람이며 빛의 일꾼인 당신은
어디서 무엇을 하고 계십니까?
하늘의 소집 명령을 듣고 있지 않습니까?

빛의 일꾼들의 건승을 빕니다.

그렇게 될 것이며
그렇게 될 예정이며
그렇게 되었습니다.

경락시스템의 작동원리 ③
기마당과 생리학적 원리

심장의 박동 증가는 자기장의 증가를 가져오며
자기장의 증가는 심생혈을 활성화시킵니다.
심생혈은 우리 몸의 전신 순환을 촉진시키며
기 순환과 혈액 순환의 증가를 가져옵니다.

침술은 경혈점을 자극하여
경혈의 특성에 따라 형성되는 기마당을 이용하여
국소 부위에 자기장의 변화를 일으키는 기술을 말합니다.
침술은 경혈 자극 시 형성되는 기마당을 이용하여
심장 박동의 증가 없이
국소 부위에 자기장의 일부를 변화시켜
치료에 응용하는 기술입니다.

기(氣)가 돌면 혈(血)이 돌고
혈(血)이 돌면 기(氣)가 돌게 됩니다.
서양의학은 수액 주사(포도당이나 생리식염수)를 통해
심장으로 들어오는 혈류의 양을 증가시키고
증가된 혈류에 의해 심박출량이 높아지고
심장이 박동이 빨라지게 되면서
심장이 자기장이 강해지면
혈관과 혈액 사이의 마찰력이 줄어들면서
혈액의 순환이 빨라지게 되고
빨라진 혈액의 순환만큼 기의 흐름 또한 빨라지면서
몸의 자연 치유력이 증가되며
몸의 잃어버린 균형을 회복하게 되는 원리입니다.

동양의학인 침술은
경혈점을 자극하여 기마당을 형성하고
기마당이 형성된 곳은 다른 곳보다 경락의 흐름이
최소 3배에서 10배 정도로 빨라지게 됩니다.
경락의 흐름이 빨라지면 혈액의 순환 또한 빨라지게 됩니다.
기마당이 형성된 곳의 특성과 생리작용을 설명하면 다음과 같습니다.

경혈을 자극하여 기마당이 생성된 곳은
주변보다 자기장의 세기가 강해지게 됩니다.
경혈점마다 형성되는 기마당의 모양이 다르며
들어오는 기(빛)의 파장과 색이 다 다릅니다.
자기장의 세기가 강할수록
기마당은 커지고 파장 또한 고에너지의 장이 형성됩니다.
기마당의 형성은 눈에 보이지 않는
인체 국소 부위의 미세한 자기장의 변화이며
이것이 침술이 갖는 보이지 않는 세계의 진실입니다.

기마당이 형성되면
그곳은 치유가 되기 시작하며 통증이 개선되기 시작합니다.
기마당(빛마당)이 형성되는 곳에는
허실, 정기와 사기, 음양과 한열
표리와 조습 등의 병리 현상이 있는 곳에서
기(빛) 입자가 상대적으로 어두운 기(빛) 입자를
빛으로 변화시키는 작용이 일어남을 볼 수 있습니다.
침술 자극으로 형성된 기마당이 정기(기=빛)로 작용하여
어둠이 빛에 의해 물러가듯
치유의 기전이
눈에 보이지 않는 세계에서 일어나고 있는 것을
제3의 눈으로 확인할 수 있었습니다.

기마당의 생리학적 기전은 다음과 같습니다.
경혈 자극으로 생긴 기마당은
일종의 자기장의 미묘한 변화가
생명회로도에 세팅되어 있는 특성대로
인체의 국소 부위에 자기장의 변화를 가져오는 것입니다.
자기장이 주변보다 강해지면
그 부위에 특수한 에너지막이 형성됩니다.
기마당이 형성된 곳은
자기장이 강해진 만큼 경락의 순환이 빨라지게 되며
기가 돌면 혈액의 순환이 빨라지게 되는데
이때 기마당이 형성된 곳에는
주변과 다른 진공상태(기압이 낮아지는 현상)가 발생하게 됩니다.

혈관 밖으로 나온 어혈이나
진액의 순환이 원활하지 못해 생긴 담음이나
조직의 손상에서 발생한 노폐물 등이
기마당이 형성된 곳으로 모이게 되고
생체 순환 시스템에 의해 노폐물들이 정화되고 치유되는 것입니다.
침술의 효능은
경혈 자리의 특성에 따라
기마당이 형성되는 장소와 부위에 따라
전신에 효과가 나타날 수도 있으며
국소 부위에 효과가 나타날 수도 있습니다.
침술로 형성된 기마당은 한약이나 음식에 비해 국소적이며
짧은 시간 동안에만 작용한다는 특성이 있습니다.

침술은 약이나 음식에 비해 빠르게 기마당을 형성하여
국소 부위를 치료하는 데는 유용하게 활용할 수 있지만
장기적으로 기마당을 유지하고 지속하기 어렵다는 단점이 있습니다.

경락시스템의 작동원리 ④
기마당이 형성되는 원리

기마당은 경혈의 특성에 따라 형성됩니다.
하나의 경혈에는 일반적으로
5가지 원리에 의해 기마당이 형성됩니다.
두 개의 경혈에 침을 놓으면
기마당의 형성 규칙이 달라집니다.
3개나 4개의 경혈이 동시에 자극되면
생명회로도의 정해진 법칙대로 기마당이 형성됩니다.

기마당의 형성 원리는
호모 사피엔스의 생명회로도의 규칙에 따라 형성됩니다.
보이지 않는 경혈과 경락의 세계를 열기 위해
우데카 팀장이 기본적인 원리를 공개합니다.

첫째, 폐가 안 좋을 때 방광경을 쓰는 경우로
장부상통 관계에 의해 기마당이 형성됩니다.
장부상통에 형성되는 기마당이
제일 크고 빠르게 작용합니다.
기마당의 형성이 제일 빠르고 기마당의 크기가
제일 크게 형성되는 특성이 있습니다.

둘째, 표리관계(폐가 안 좋을 때 대장경을 쓰는 경우)에 의해
형성되는 기마당이 있습니다.
표리관계에 형성되는 기마당은
장부상통에 비해서는 속도는 늦지만
지속적으로 효과가 작용합니다.

장부상통에서 오는 파형과는 다르며
상통에서 나오는 파장과 충돌하지 않으며
서로 공존하며
표리 작용에 의한 기마당을 형성하게 됩니다.

셋째, 자경(自經: 폐가 안 좋을 때 폐경에 자침)을 쓸 때에는
기마당이 세 번째 크기로 형성되며
상통과 표리에 비해 기마당이 작고
오래 지속되지 않는다는 특성이 있습니다.

넷째, 경혈점의 좌우의 상대(대대작용 對待作用) 지점이나
경혈점의 음양의 원리에 의해
상하(대대작용)에 기마당이 형성되며
자경보다는 작은 기마당이 형성됩니다.

다섯째, 경혈마다 특수한 부위에 기마당이 형성됩니다.
기경팔맥이나 아직까지 인류에게 밝혀지지 않은
경락과의 표리나 상통 작용에 의해
기마당이 형성되는 경우가 있습니다.
중국의 기경침❖이 이 경우에 해당되며
우리나라의 사암침❖ 역시 이 영역에
표리와 상통을 배합하여 침술 이론이 형성된 것입니다.

기경침(-법 奇經鍼法) : 12경맥과 기경팔맥이 교차하여 순환하는 팔맥교회혈을 이용하거나 경락과 경혈의 특수한 원리를 이용하는 침법

사암침(-법 舍岩鍼法) : 조선 중기 사암도인(舍岩道人)이 창안한 침법으로, 음양오행의 상생(相生) 상극(相剋) 원리에 입각하여 장부의 허실(虛實)에 따라 오수혈(五輸穴)에 침끝의 방향을 이용하거나 침을 비벼 돌려서 보사법을 시행함

경락시스템의 작동원리 ⑤
차크라 오행과 기마당

경혈마다 에너지의 상태가 다릅니다.
경혈마다 오행(五行)의 상태로
에너지를 표현할 수 있는데
이것을 경혈의 차크라 오행이라고 합니다.
경혈점의 차크라 오행은 다음과 같습니다.

목(木) : 핵이 완성되어 빛을 발산하고 있는 상태
화(火) : 핵이 작아지면서 빛은 발산하고 있는 상태
토(土) : 핵이 소진되면서 빛의 발산이 멈춘 상태
금(金) : 핵이 없으며 수렴을 통해 핵을 만드는 상태
수(水) : 핵이 형성되었으며 수렴을 계속하는 상태

경혈점은 경혈점과 관련된 장부의 상태를
오행의 상태로 나타내주고 있습니다.
경혈점의 에너지 상태를 알지 못하는 상태에서 쓰여진
기존의 경혈학과 침구학은
태생에서부터 한계를 가질 수밖에 없습니다.
새로운 의학의 혁명은
경혈점들의 에너지 상태를 파악한 뒤
장부의 허실을 알고
경혈점들마다 존재하는 기마당을 알고
정확한 원리에 의해 침술을 구현하는 것입니다.

눈에 보이지 않는 세계를 볼 수 있어야
눈에 보이는 세계의 문제점들을 해결할 수 있습니다.

우데카 팀장의 경혈학 강의를 통해 알려진
경혈점의 변화에 관한 내용들을
다음과 같이 기록으로 남깁니다.

목(木)의 상태에 있는 경혈점들에 침을 놓으면
큰 혈자리일수록 부작용이 크게 나타납니다.
목의 상태에 있는 경혈점들은
강자극을 피하는 게 좋습니다.
금(金)이나 수(水)의 상태에 있는 경혈점들이 많은 경우는
환자의 몸 상태가 에너지적으로
다운되어 있거나 허약한 상태이며
침을 사용하면 부작용이 발생할 가능성이 높습니다.

침을 사용하여 경혈점을 자극할 경우
경혈점은 대개 1분 이내에
에너지 상태가 목(木)으로 변하게 됩니다.
침에 자극을 받은 경혈점은 목의 에너지 상태로 바뀌며
그곳에 기마당이 형성됩니다.
당처 부위에 기마당이 형성됨과 동시에
경혈점마다 존재하는 일정 부위에
기마당이 형성되면서
당처 부위의 기마당은 점차적으로 줄어들게 되고
침을 발침✢할 때가 되면 토(土)의 상태가 됩니다.

침을 놓은 당처 부위의
기마당의 크기를 1을 기준으로 하면
다른 부위에 나타나는 기마당의 크기는
10에서 20 정도로 나타납니다.

발침(拔鍼) : 꽂았던 침을 뽑는 일 출침(出鍼)

하나의 경혈점에 침을 놓을 때 나타나는 기마당은
두 곳에서 세 곳 정도로 나타나는데
여기에 일반적인 법칙이 있습니다.
당처 부위에 1이라는 기마당이 나타나면
반대편 쪽 같은 혈자리에
5 정도 크기의 기마당이 형성되며
그 경혈과 관련된 장부에
10 정도의 기마당이 형성이 됩니다.
기마당이 형성된 에너지는
작용이 다 끝나고 나면 단전에 축기(蓄氣)가 됩니다.

침을 이용하여 경혈점을 자극하였을 때
기마당이 형성되는 원리와
기마당이 형성되는 특수한 부위들을
옛날의 의사들은 알고 있었지만
시간이 지나면서 잊어버리고
머릿속의 지식으로 경혈을 다루다 보니
기마당을 기억하는 의사들은 사라지고
기마당과는 관련 없는
아픈 부위에만 침을 쓰는 아시혈❖ 침법이
침술의 주류를 이루고 있는 것이
슬프고 아픈 침술의 현주소입니다.

기마당을 형성하는 에너지는 장부상통의 방법으로 채워지며
그 다음은 표리의 방법으로 기마당이 형성됩니다.
예를 들어 설명하면 다음과 같습니다.
수의 상태에 있는 합곡혈에 침을 놓으면
당처 부위에 목의 상태로 합곡혈이 변하게 되고

아시혈(阿是穴) : 경락과 경혈에 근거하지 않고 환자가 아프다고 하는 곳, 아시(阿是 아! 맞다)라고 말하는 곳에 침을 놓는 경우에 침 놓은 자리

수양명 대장경을 따라가다
임맥을 통하여 좌우 반대쪽에 대장이 있는 곳에
넓고 큰 기마당이 형성됩니다.
다른 하나는 수양명 대장경을 따라
반대쪽 합곡혈 주변에도 기마당이 형성됩니다.
합곡혈에 자극된 침이
합곡혈의 에너지 상태를 수에서 목의 상태로
변화시키는 근본적인 에너지는
대장과 장부상통인 간에서 작용하며
간의 기운이 부족할 때에는
폐에서 기운을 가져다 목의 상태로 만듭니다.
이것의 규칙은 생명회로도에 의해
결정이 된다는 것을
경락의 흐름을 눈으로 지켜보며 알 수 있었습니다.

침을 놓은 곳에 형성되는 기마당은
치료에 사용하는 기가 아니라
그 경혈점에 의해 형성되는
기마당의 강도와 세기를 알려주는 지표입니다.
경혈점마다 형성되는 기마당의 상태에 따라
장부에 형성되는 기마당의 세기와 강도가
비례한다는 것 또한 밝혀 드립니다.

인연이 있는 인자들과
깨어나는 빛의 일꾼들에게
이 글을 기록으로 남깁니다.

경락시스템의 작동원리 ⑥
심생혈

심장의 박동과 함께
심장벽에 있는 생명회로도가 작동되며
심포벽에 있는 자극에 반응하고 인지하는
의식구현 시스템이 작동됩니다.

심장의 박동과 함께 혈액의 순환이 이루어집니다.
심장으로 들어오는 혈액에는
이산화탄소가 많이 포함되어 있으며
심장을 나가는 혈액에는
산소가 많이 포함되어 있다고
현대의 생리학에서는 설명하고 있습니다.
이것은 보이는 세계의 논리이며 현대의 정상 과학입니다.

심장의 박동과 함께
눈에 보이지 않는 세계에서는
다음과 같은 일들이 일어나고 있습니다.
심장의 박동은 동방결절✤의 신경 자극에 의해 시작되며
심장 박동이 시작되는 순간
심장에 눈에 보이지 않는 자기장이 생깁니다.
심장 박동에 의해 생긴 자기장은
혈관과 혈액에 동시에 작용하면서
혈관과 혈액에 마찰력이 제로(0)에 가깝게 형성이 되며
작은 힘에도 혈액은 혈관 속을
인간이 상상할 수 없을 정도의 빠른 속도로 순환하고 있습니다.

동방결절 : 심장에서 전기자극을 생성하는 부위로, 심장이 수축되게 하며 심장 박동의 리듬을 조절함

심장의 박동과 함께
혈관과 혈액 사이에 생긴 자기장에 의해
자기부상열차의 원리와도 같이
혈관 속을 혈액이 마찰력 없이
자기부상열차처럼 순환하게 되는 것입니다.
이것을 동양의학에서는
심생혈(心生血)이라 하였습니다.
심생혈을 위해 혈액은 철분으로 되어 있으며
혈관 또한 자기장에 민감하게 되어 있습니다.

심장의 박동과 함께
혈관과 혈액 사이에는 서로 반대 극끼리
전류가 형성이 되어 진공상태가 되는 것입니다.
심장을 향해 들어오는 혈액은 자기장이 약해져 있으며
심장을 나가는 혈액은
자기장이 상대적으로 강하게 걸려 있습니다.
이것이 심생혈이 갖는 보이지 않는 세계의 진실입니다.

심장의 박동과 함께
혈관과 혈액 사이에 자기장을 생성하게 되며
이것을 심혈관계 시스템이라고 합니다.
심장의 박동과 함께
우리 몸에 설치되어 있는 경락시스템이
자기장의 영향으로 경락 순환을 시작하게 됩니다.
심장의 박동이 멈추고 나면
경락의 순환 역시 30분 이내에 멈추어집니다.

심장의 박동과 함께 호흡이 이루어집니다.
호흡이 이루어지면 포의 훈증이 이루어집니다.

포의 훈증으로 인하여
진액의 생성과 순환이 이루어지며
정의 생성과 축정이 이루어집니다.

심장의 박동과 함께
호모 사피엔스(인간)의
모든 생명 활동과 의식 활동이 동시에 이루어집니다.
뛰고 있는 심장 뒤에는
눈에 보이지 않는 에너지들이 있는데
영 에너지와
혼 에너지와
백 에너지가
보이지 않는 에너지입니다.

심장의 박동과 함께
영 에너지
혼 에너지
백 에너지는
눈에 보이지 않는
자기장이라는 특수한 에너지를
몸 안에 생성하여
혈액 순환을 원활하게 돕고 있으며
포의 훈증이라는 눈에 보이지 않는 작용을 통해
기의 생성과 정체
진액의 생성과 순환
담음의 생성과 정체
정의 생성과 축정
폐정을 형성합니다.

심장의 박동과 함께
영·혼·백 에너지가 인체 내에서
정·기·신이라는 특수한 에너지 형태로 전환되어
경락의 순환이 이루어지고 있습니다.
작용의 중심에 자기장이 있으며
심생혈이 있으며
포의 작용이 함께하고 있습니다.

호모 사피엔스의 몸에 작용하고 있는
눈에는 보이지 않지만
눈에 보이는 생명 순환 시스템 뒤에 숨겨져 있는
정교한 또 하나의 생명 순환 시스템이
존재한다는 것을 전합니다.
대우주의 생명 순환의 원리가
소우주인 인간의 몸에 어떻게 구현되고 있으며
어떠한 원리에 의해 펼쳐지고 있는지
의료 매트릭스에 의해 숨겨지고 잊혀졌던
대우주의 진리를 전합니다.
보이는 생명 순환 뒤에 존재하는
보이지 않는 생명 순환의 원리들을
의료 매트릭스 속에서
의식이 깨어나고 있는 인자들을 위해
기록을 위해
우데카 팀장이 이 글을 남깁니다.

경락시스템의 작동원리 7
장부상통(공변관계)의 원리

경락의 순환에는
영기(營氣)라고 알려져 있는 12경락의 순환과
위기(衛氣)의 순환이 있습니다.
영기는 12경락의 순환을 말하며 표리 또는 표리 순환이라 합니다.
폐가 주관하는 위기의 순환이 있으며
임맥과 독맥을 포함하는 기경팔맥(奇經八脈)의 순환이 있습니다.
위지대락(胃之大絡)과 비지대락(脾之大絡)이 있으며
의서에는 알려져 있지 않지만
많은 경락의 순환들이 존재하고 있습니다.

인류에게 알려져 있는 경락시스템은 겨우
40% 밖에 되지 않으며 60%는 그동안 알 수 없었습니다.
옛날부터 전해 내려온 경락 이론들에 대한
재해석이 필요한 시기입니다.
오염되었던 부분들을 바로 잡고
왜곡되었던 부분들을 바로 잡고
하늘에 의해 의도적으로 감추어졌던 비밀들과 진실들을
우데카 팀장은
호모 사피엔스의 생명회로도와
경락시스템의 작동원리 시리즈를 통해 인류에게 전할 예정입니다.

장부상통(臟腑相通)이라 함은
6장과 6부 사이에 존재하는 경락의 순환 방법의 하나입니다.
이것이 기존 동양의학에서는
공변관계(共變關係)라고도 알려져 있습니다.

장부상통(공변관계)의 순환의 원리는 다음과 같습니다.

	음(陰)	양(陽)
표(表)	태음(太陰)	태양(太陽)
반표반리(半表半裏)	소음(少陰)	소양(少陽)
리(裏)	궐음(厥陰)	양명(陽明)

우리 몸의 경락은 세 가지 층위로 되어 있습니다.
몸의 바깥쪽을 돌고 있는 경락과
몸의 중간 부분을 돌고 있는 경락과
몸의 안쪽을 돌고 있는 경락시스템으로 나누어서 순환하고 있습니다.

경락의 순환 시스템은
우리 몸의 정·기·신이라는 특수한 에너지(기)를
같은 층위끼리
외부에서 내부로
내부에서 외부로 전달하는데 그 목적이 있습니다.
장부상통(공변관계)는
표는 표끼리
중간층(반표반리)은 중간층끼리
리는 리끼리 경락의 순환이 이루어지고 있는 시스템을 말합니다.

장부상통을 정리하면 다음과 같습니다.
폐 ⇄ 방광
비장 ⇄ 소장
심장 ⇄ 담
신장 ⇄ 삼초
심포 ⇄ 위
간 ⇄ 대장

🔖 층위에 따른 경락의 흐름(공변관계)

		음(陰)		양(陽)
표(表)		수태음 폐경	⇌	족태양 방광경
		족태음 비경	⇌	수태양 소장경
반표반리 (半表半裏)		수소음 심경	⇌	족소양 담경
		족소음 신경	⇌	수소양 삼초경
리(裏)		수궐음 심포경	⇌	족양명 위경
		족궐음 간경	⇌	수양명 대장경

수태음 폐경과 족태양 방광경은
같은 층위에서 에너지를 교환하는 경락입니다.
폐에 있는 에너지가 방광에 가장 먼저 전달되고
방광에 있는 에너지 역시
폐에 직통 핫라인 경락으로 연결되어 있습니다.
폐에 문제가 발생하면 바로 그 에너지가
방광에도 핫라인처럼 연결되어
동시에 변화가 일어나며
함께 변한다고 해서 공변관계(共變關係)라고 하였으며
장과 부 사이의 경락에서 일어나는 변화라고 해서
장부상통(臟腑相通)이라 칭한 것입니다.

같은 원리에 의해
간에 병이 들면 표리관계에 있는
담에 먼저 이상이 오는 것이 아니라
대장에 동시에 이상이 나타남을 의미합니다.

심장의 병은 담에 동시에 나타나고
비장의 병은 소장에 동시에 나타나며
폐의 병은 방광에 동시에 나타나며
신장의 병은 삼초에 동시에 나타나며
심포의 병은 위에 동시에 나타난다는 것을 의미합니다.

장부상통의 원리를 이용하여
약리학과 침술학이 발전하여 왔습니다.
간의 병을 치료하기 위해
간경을 직접 쓰는 치료는 하통(下統)이며
담경(표리)을 이용하여
간을 치료하는 것은 중통(中統)이며
대장을 이용하여
간을 치료하는 방법이 상통(上統)입니다.

아픈 곳에 침을 놓는 아시혈 침법은
하통에 속하는 치료법입니다.
그 외에 교회혈(交會穴)인 기경팔맥을 이용하거나
경락과 경혈의 특수한 원리를 이용하는 방법이 있는데
이것을 기경침이라고 합니다.
기경침은 하통보다도 그 효능이 떨어질 때가 있으며
기경침이 큰 치료 효과를 보는 경우는
생명회로도에서 경락과 경락이 만나는
교회혈을 경유할 때입니다.
우리 민족의 고유한 침법인 사관침법은
기혈론과 표리와 장부상통을
총체적으로 결합하여 만든 침법입니다.
사관침법에 관한 비밀 또한
이 시리즈를 통해 밝혀 드릴 예정입니다.

경락과 경락은 서로 만나는데
만나는 원리는 크게 두 가지 방법이 있습니다.
표리와 상통의 원리를 그림으로 표현하면 다음과 같습니다.

표리관계와 장부상통의 경락 흐름도

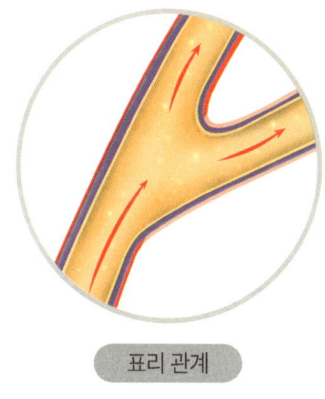

표리 관계

동일한 속도로 빛이 흐른다

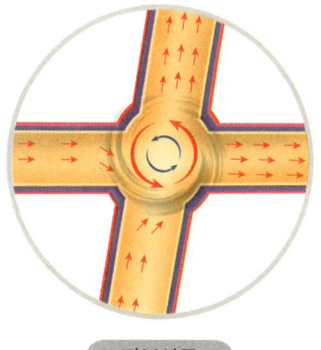

장부상통

교회혈에서 빛이 강하게 회전하면서
속도가 10배 이상 빨라진다

이와 같은 접속의 원리에 의해
치료의 효과가 달라지는 것입니다.
시절인연이 있는 인자들과
시절인연이 있는 의가들에게
의학의 새로운 패러다임이 될 것입니다.
새로운 정신문명에 맞는
새로운 의학 패러다임이 이 시리즈를 통해
인류에게 먼저 펼쳐질 예정입니다.

그렇게 될 것이며
그렇게 예정되어 있으며
그렇게 되었습니다.

경락시스템의 작동원리 8
표리 순환과 경락의 3사이클

표리관계(表裏關係)의 경락 순환은
장부상통(공변관계)에 비해 매우 복잡합니다.
장부상통이
같은 층위에 있는 경락들 사이의 에너지 교환이라면
표리관계의 경락 순환은
표층과 반표반리층과 리층 사이를 흐르는 경락 중에
서로 다른 층위의 경락들 사이에서
에너지를 전달하고 서로 연결되는 방식을 말하는 것입니다.

표리의 경락 순환은 영기의 순환이며
12경락의 순환을 말하는 것입니다.
12경락의 순환은 단중에 모인 종기가
심장의 자기장에 의해 영기가 되며
심장이 주관하는 12경락의 순환이 발생합니다.
영기는 3중 구조의 경락의 관을 따라
하루에 50번을 순환하고 있습니다.

종기에서 갈라진 위기는
폐가 주관하며 피부의 겉부분을 순환하면서
영기의 순환(12경락)과는 다른 순환을 합니다.
위기는 자체적으로 형성된 그물망 모양의 위기의 통로를 따라
하루에 50번을 반복하면서 순환하고 있습니다.
위기는 피부 위에 눈에 보이지는 않지만
스파이더맨 옷에 그려진 그물망보다 더 촘촘하게 설치되어 되어 있는
2중 구조의 경락의 관을 따라 순환하고 있습니다.

층위에 따른 경락의 흐름(공변관계)

층위	음(陰)			양(陽)		
표층	태음경락	수태음 폐경		태양경락	족태양 방광경	
		족태음 비경			수태양 소장경	
반표반리층	소음경락	수소음 심경		소양경락	족소양 담경	
		족소음 신경			수소양 삼초경	
리층	궐음경락	수궐음 심포경		양명경락	족양명 위경	
		족궐음 간경			수양명 대장경	

12경락의 순환(표리 순환)의 순서는 다음과 같습니다.

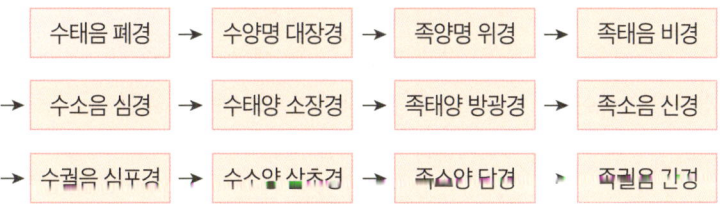

자오유주도에 따라 순환하는 경락의 순환은
다시 층위에 따라 3사이클로 나누어 설명할 수 있습니다.

자오유주도에 따른 영기의 순환 사이클(표리 순환)

경락의 1 사이클	경락의 2 사이클	경락의 3 사이클
태음(표층) ↓ 양명(리층) ↓ 태음(표층)	소음(중간층) ↓ 태양(표층) ↓ 소음(중간층)	궐음(리층) ↓ 소양(중간층) ↓ 궐음(리층)
조습(燥濕) 조절	한열(寒熱) 조절	풍화(風化) 조절

영기의 순환(12경락)은
자오유주도의 타임라인에 맞추어 순환하고 있습니다.
태음경락은 표층을 순환하다가 리층에 있는 양명경에 연결됩니다.
양명경의 에너지는 다시 표층인 태음경락으로 흐르게 됩니다.
표층에서 리층으로 다시 표층으로
외부에서 내부로 다시 외부로
태음경락과 양명경락이 서로 에너지를 교환하는 순환을
표리 순환이라 합니다.

표리의 순환은 3가지 싸이클에 의해서 이루어집니다.

경락의 1 사이클	• 태음경락과 양명경락의 에너지 교환
	• 조습의 에너지를 조절
	• 표층과 리층 사이의 에너지 교환
경락의 2 사이클	• 소음경락과 태양경락의 에너지 교환
	• 한열의 에너지를 조절
	• 반표반리층과 표층 사이의 에너지 교환
경락의 3 사이클	• 궐음경락과 소양경락의 에너지 교환
	• 풍화의 에너지를 조절
	• 리층과 반표반리층 사이의 에너지 교환

12경락의 순환은 경락의 3사이클에 의해
서로 다른 층위에 풍한서습조화의 정기를 공급하며
풍한서습조화의 사기와 탁기를 운반하는 역할을 하고 있습니다.
12경락은 수태음 폐경에서 족궐음 간경까지
순서대로 흐르는 것이 아닙니다.
동시에 3개의 경락 사이클이 순환하고 있습니다.
자오유주도 상에 있는
수태음 폐경이 활성화되는 새벽 3시~5시에는

수태음 폐경이 속해 있는 경락의 1 사이클이 더 활성화됩니다.
12경락은 세 사이클이 동시에 순환하고 있으며
자오유주도에 따라 해당 경락의 사이클이 활성화됩니다.
경락의 세 사이클끼리는 서로 연결되어 있습니다.
이것이 호모 사피엔스의 생명회로도에 세팅되어 있는
경락시스템의 비밀입니다.

표층과 중간층 리층 사이에서
경락과 경락 사이의 에너지 교류와 흐름을
설명하는 동양의학의 이론에는
표본중(表本中) 이론과 개합추(開合樞) 이론이 있습니다.
외부의 에너지가 내부로 들어올 때
내부의 에너지가 외부로 나갈 때
층위가 다른 경락과 경락 사이에
정기와 사기가 들어오고 나가는 원리와 법칙을 설명한 것이
표본중 이론과 개합추 이론입니다.

12경락의 순환은 정기의 순환입니다.
정기는 경락이라는 통로를 통해서 흐릅니다.
마치 포장된 도로 위를 달리는 자동차처럼
경락의 순환은 생명회로도에 설계된
경락시스템의 회로망을 따라서 일방통행으로 흐릅니다.
버스가 노선을 따라서만 운행이 되듯
경락 또한 생명회로도에 있는
예정된 노선을 따라 한 치의 오차 없이
우리 몸을 외부에서 내부로
내부에서 외부로 하루에 50번씩 흐르고 있습니다.
이러한 경락과 경락 사이의 에너지 흐름을
표리관계 또는 표리 순환이라 부르며 영기의 순환이라고 합니다.

경락시스템의 작동원리 ⑨
종기의 형성 : 위기와 영기의 순환

음식은 소화 과정을 통해
우리 몸에 필요한 에너지 형태로 전환되어 흡수됩니다.
소장에서 흡수된 영양물질(영양분)은
간문맥(肝門脈)을 통해 간으로 보내지고
간은 간장혈(肝藏血)과 소설작용(疏泄作用)의 원리에 의해
심장으로 영양물질을 보내줍니다.
혈액 속에 포함된 영양 물질들은
혈액의 순환에 의해 세포와 조직에 공급됩니다.
이것은 서양의학과 생화학의 분야에서
정상과학이라고 알려져 있는 내용입니다.
서양의학은 혈액 순환과 세포 병리학설을
중심으로 하여 펼쳐진 의학입니다.

심장의 박동과 함께 시작되는
눈에 보이는 혈액의 순환이 존재하며
심장의 박동과 함께 시작되는
눈에 보이지 않는 경락의 순환이 존재합니다.
경락의 순환 중에 위기와 영기의 순환이 있습니다.
위기(衛氣)와 영기(營氣)의 순환은
비장의 운화(運化) 과정을 통해 형성됩니다.
소화 과정은 먼저 후각을 통해 미세한 입자들이
세포막이나 조직의 막을 뚫고 경락으로 흡수됩니다.
음식을 조리할 때 흡수된 정미로운 기운들은
경락의 맨 안쪽으로 흡수되어
기의 통로를 따라 순환이 이루어집니다.

입이나 목구멍을 넘어가는 동안에도
미세한 입자들이 흡수되어 경락 순환으로 이어집니다.
위와 소장에서 흡수된 정미로운 기운들은
비장의 운화 기능에 의해 단중에 모이게 됩니다.
비장의 운화 기능은
비장을 모두 절제한 환자에서도 일어나고 있습니다.
비장의 이러한 기능은
실질 장기인 비장이 하는 것이 아니라
생명회로도상의 비장의 기능을 지원하는
정교한 기계장치들에 의해 운영되고 있습니다.
눈에 보이지 않는 정교한 기계장치가
비장의 운화 기능을 실질적으로 주관하고 있습니다.
머지않아
보이지 않는 세계에 존재하며
생명 활동의 보이지 않는 손인
생명회로도의 존재와 기능과 역할을
볼 수 있는 인자들이 나타날 것입니다.

비장은 눈에 보이지 않는
안개보다도 더 정미로운 입자들을 다 끌어 모아서
위기와 영기로 구분하는 역할을 하고 있습니다.
입자가 거칠고 굵은 기운을
체로 걸러내듯 걸러 위기로 분류하여
생명회로도상 폐와 관련된 회로로 연결해 줍니다.
심장의 자기장과 비장의 운화 작용
종기의 작용과 폐의 작용에 의해 위기의 순환이 이루어집니다.
위기는 우리 몸의 피부 곳곳을 순환하면서
피부를 보호하고 면역체계를 강화시키며
하루에 50번씩 순환하고 있습니다.

비장의 운화 작용에 의해 단중으로 모인 기운들은
폐의 미세한 막을 통과한 공기(산소)와
단중에 모여
비장에서 흡수된 정미로운 기와 만나 종기를 이룹니다.
심포경의 모혈✤인 단중은 총 5가지 기운이 만나는 곳입니다.

첫째, 비장에서 흡수된 위기(衛氣)가 존재하며
둘째, 비장에서 흡수된 영기(營氣=기氣)가 존재하며
셋째, 폐포를 통과한 공기(산소)가 존재하며
넷째, 포의 훈증 과정을 통과한 천기(靝氣)인 신(神)이 모이며
다섯째, 포의 훈증 과정을 통과한 지기(地氣)인 정(精)이 모입니다.

단중에 모인 5가지 에너지들 중
위기가 흐르는 경락은 그물망 모양이며
2중 구조로 되어 있는데
바깥쪽은 자기장의 통로이며
안쪽은 비장이 흡수한 거친 입자들이 모여
위기의 순환이 폐의 추동력에 의해 이루어집니다.
영기는 비장에서 흡수된 정미로운 입자를 말하는데
이것을 기라고 합니다.
기는 경락의 맨 안쪽의 관을 따라 흐르게 됩니다.
비장의 운화 기능을 통해 모인 기들은
단중의 정교한 기계장치에 의해
12가지로 분류가 되어 12경락으로 나누어 보내집니다.
택배 회사의 분류 시스템처럼
비장은 기의 에너지를 12개의 에너지 파장별로 나누어
경락의 기의 통로로 분배하는 역할을 맡고 있습니다.
이것이 비장의 운화 기능이 갖는 진정한 의미입니다.

모혈(募穴) : 12 장부의 사기와 탁기가 모여드는 혈. 가슴과 배에 위치하며 12개 장부에 1개씩 모두 12개가 있음

단중에 모인 산소는
비장의 정교한 기계장치들에 의해
위기의 그물망으로 들어가게 됩니다.
위기의 통로는 이중막 구조로 되어 있는데
안쪽의 거친 입자와
단중에 모인 산소가 결합되어
바깥쪽의 자기장과 함께
위기의 순환이 완성됩니다.
그래서 위기의 순환은
심장에서 나온 자기장은 바깥쪽의 통로를 흐르고
단중에 모인 산소와
비장의 운화 과정에서 생긴 거친 입자는
그물망처럼 되어 있는 경락의 안쪽 통로를 흐르게 되는데
이것이 위기의 순환입니다.
아무에게도
어떤 의서에도 공개되지 않았던
위기(衛氣)의 비밀들이
위기의 생리학적 비밀들이
시절인연에 의해 펼쳐지고 있습니다.

단중에는 포의 훈증 과정을 거쳐서 나온
정과 신이라는 에너지가
직접 핫라인을 통해 연결되어 있으며
생명회로도에 이렇게 세팅되어 있습니다.
단중에 모인 정은
단중에 설치된 정교한 기계장치에 의해
12경락으로 자동 분류되어
경락의 두 번째 통로에
자동적으로 들어가게 되어 있습니다.

단중에 모인 신 에너지 역시
12경락으로 자동으로 분류되어
경락의 세 번째 통로를 따라 흐르게 됩니다.

포의 훈증을 거쳐 단중에 모인 정·기·신

	생성 과정	경락 내부 해당 통로
단중에 모인 기(氣)	비장의 운화 기능	경락의 첫번째 통로
단중에 모인 정(精)	포의 훈증 작용	경락의 두번째 통로
단중에 모인 신(神)	포의 훈증 작용	경락의 세번째 통로

영기는 단중에 모인 정기신의 에너지가
경락의 3중 구조로 합류하여
12경락의 순환이 이루어집니다.
이것이 영기의 생리학적 원리이며
영기의 순환 뒤에 감추어져 있던 대우주의 비밀입니다.
종기는 이렇게 5가지 서로 다른 에너지들이
모였다 다시 분류되어
위기의 순환과 영기의 순환이 이루어지는 것입니다.
종기의 형성은 심장과 비장과 폐 사이에
정교한 협력 작용들이 일어난 결과입니다.
이것을 심·폐·비 사이클이라고 하며
비지대락과 연관되어 있음을
우데카 팀장이 전합니다.

경락시스템의 작동원리 ⑩
임맥과 독맥

12경락을 정경(正經)이라 하고
12경락의 순환을 영기의 순환이라고 합니다.
임맥과 독맥은 기경(奇經)에 속하는 경락입니다.
기경에는 임맥과 독맥 외에 6개의 경락이 있으며
이를 기경팔맥이라고 합니다.
임맥의 순환은 회음에서 시작하여
인체 앞쪽의 정중선을 따라 올라와 아랫입술인
승장에 이르는 경락입니다.
승장에서 입안으로 들어온 임맥은
편도선(목젖)을 지나 단전으로 이어지는
순환시스템을 가지고 있습니다.

독맥의 순환은 회음에서 시작하여
등뼈인 척추의 정중선을 따라 올라가
옥침관과 백회를 지나 윗입술의 중앙인
인중에 이르는 경락입니다
인중에서 입안으로 들어온 독맥은
편도선(목젖)을 지나 단전으로 이어지는
순환시스템을 가지고 있습니다.

입안에서 임맥과 독맥이 서로 만나서
후두부를 지나 단전으로 흐르는 경락은
12경락에 비해 3배 이상 큰 통로로 되어 있습니다.
이 통로를 통해 기경팔맥과 영기(12경락)는
단전으로 이어집니다.

임맥과 독맥은 2중의 경락 구조로 되어 있습니다.
안쪽은 기가 흐르는 통로이며
바깥쪽은 자기장이 흐르는 통로입니다.
임맥과 독맥은 12경락에 비해 크기가 3배 이상 큽니다.
임맥과 독맥의 에너지원은 위지대락과 비지대락입니다.
위지대락과 비지대락은 모두 회음으로 연결되어 있으며
임맥과 독맥보다도 더 굵고 큰 경락입니다.
위지대락과 비지대락은 일반 경락에 비해 6배 이상 크며
임맥과 독맥에 비해 2배 이상 큰 경락입니다.

임맥은 빨간색으로 되어 있으며
비지대락의 색과 같은 빨간색입니다.
독맥은 파란색으로 되어 있으며
위지대락 역시 파란색입니다.
임맥과 독맥은 12경락의 순환에 비해 속도가 훨씬 빠르고
거칠고 힘이 있는 경락입니다.
영기의 순환이 안개와 같이 정미롭다면
임맥과 독맥이 속한 기경팔맥은
댐에서 방류하는 물의 속도에 비유할 수 있습니다.
임맥과 독맥은 기경팔맥 중에서 유일하게
경혈점들이 공개되어 있습니다.

임맥과 독맥은 기경팔맥의 중심이 되는 경락입니다.
난치병과 불치병을 치유하는데 중요한 단서가 됩니다.
임맥과 독맥의 순환은 위지대락과 비지대락의 에너지가
회음이라는 에너지 증폭 장치에 의해 순환하고 있는 것입니다.
질병을 변증하는 중요한 진단혈이며
질병을 치료하는 중요한 혈자리입니다.
기경의 순환의 중심입니다.

임맥에는 경혈점 이외에
호모 사피엔스의 감정을 지배하는 12개의 코드선들이
임맥선상에 무형으로 준비되어 있습니다.
호모 사피엔스가 구현할 수 있고 느낄 수 있는 감정들을
표현할 수 있도록 감정선들이 존재하고 있습니다.
미움도 에너지이며
슬픔도 에너지이며
증오도 에너지이며
사랑도 에너지이며
시기와 질투도 에너지이며
두려움과 공포도 에너지입니다.
인간이 느낄 수 있는 모든 감정들은
12개의 감정선들의 조합에 의해 창조됩니다.
12개의 감정선들의 조합에 의해 감정들이
우연을 가장하여 구현되고 있으며
상위자아들에 의해 인위적으로
직접적인 체험이 없어도
그 감정을 느낄 수 있으며 공감할 수도 있습니다.

공간 속에 공간을 창조하는 원리에 의해
임맥과 독맥선에 존재하는 경혈점들과 충돌하지 않게
12개의 감정선이 임맥에 존재하며
7개의 의식선이 독맥에 존재합니다.
12개의 감정선과 7개의 의식선은
생명회로도상의 심포에 존재하는
메타 의식구현 시스템에 연결되어 있습니다.
생명체들이 의식을 구현한다는 것은
감정선과 의식선이 메타 의식구현 시스템에 통합되어
나타나는 고도의 정신 활동입니다.

이러한 고도의 정신 활동이 가능하게 하기 위해서는
눈에는 보이지 않는 정교한 기계장치들의
도움이나 작용이 반드시 필요합니다.

호모 사피엔스보다 진화한 인종인
호모 아라핫투스들은
지구 행성의 차원상승 후
호모 사피엔스를 뒤를 잇는 진화한 인종입니다.
이들은 감정선이 15개로 되어 있으며
의식선이 9개로 설치되어 있습니다.
호모 아라핫투스들은 호모 사피엔스에 비해
진화한 최신형 휴머노이드형 모델입니다.
호모 아라핫투스들은 호모 사피엔스에 비해
더 넓은 범위의 감정을 느끼고 체험할 수 있을 것입니다.
호모 아라핫투스들은 호모 사피엔스에 비해
더 높은 수준의 의식을 구현할 수 있을 뿐 아니라
더 정교하고 복잡한 것들을 창조할 수 있을 것입니다.

새로운 정신문명을 건설하기 위해서는
더 높은 의식을 구현할 수 있는
업그레이드된 모델이 반드시 필요합니다.
호모 사피엔스에 비해 미래 인류인
호모 아라핫투스들은
최신형 휴머노이드형 모델입니다.
새 술은 새 부대에 담아야 하듯
지구 차원상승 과정에서 살아남은
호모 사피엔스들이 점차로 도태됨과 동시에
호모 아라핫투스들이 새롭게 등장하게 될 것입니다.

독맥에는 7개의 의식선 이외에
정기(正氣)의 통로인 3개의 관이 있습니다.
엉덩이 꼬리뼈 부위에 미려관(尾閭管)이 있습니다.
미려관은 생식 기관에 정기를 공급하는 중요한 통로이며
성욕과 관련이 있습니다.

독맥의 영대 부근에 공간 속의 공간에
녹로관(轆轤管) 이 있습니다.
녹로관은 장부의 기능 및 질병과 관련이 있습니다.

독맥이 지나는 후두부에 옥침관(玉枕關)이 존재합니다.
옥침관은 뇌의 지능과 관련되어 있습니다.
이곳에 뇌의 봉인이 많이 되어 있습니다.

독맥에 존재하는 3개의 정기의 통로를 통해
5장 6부와 기항지부✣에 정기신을 공급합니다.
12경락을 통해 에너지를 공급하는 것이 메인이라면
독맥에 존재하는 3개의 정기의 통로는 보조 역할이 있습니다.

임맥과 독맥선에 있는 혈들은
난치병들의 치료와 연관성이 매우 높습니다.
침술 자극과 경락 차크라 치유를 시행하면
치료 효과를 극대화할 수 있습니다.
임맥과 독맥에는 공간 속의 공간에 존재하는
대형 차크라 7개가 존재하고 있습니다.
독맥에는 백회 차크라와 인당 차크라가 있으며
임맥에는 갑상선 차크라와 가슴 차크라가 있으며
비장 차크라와 단전 차크라와 회음 차크라가 있습니다.

기항지부(奇恒之腑) : 오장육부에 소속되지 않는 특수기능을 담당하는 6개의 장기
뇌(腦), 수(髓), 골(骨), 맥(脈), 자궁(子宮), 담(膽)

불치병과 난치병들의 치유에는
7개의 차크라가 반드시 열려야 하며
임맥과 독맥이 모두 열리는 소주천❖이 열려야
치유 효과를 볼 수 있습니다.
차크라는 인간의 재주나 능력으로 열 수 있는 것이 아닙니다.
하늘의 의지와 뜻이 있어야 가능한 것입니다.

기도와 수행의 매트릭스 속에 살고 있는 인자들 중에
임맥과 독맥이 열리면 소주천이 열렸다고 말하며
신비체험을 한 것을 상징의 표식으로 자랑하고 있지만
이것은 소주천이 열린 것이 아닙니다.
이러한 신비체험 뒤에는
일시적으로 7개의 차크라 중 일부가 잠시 열린 경우와
감정선과 의식선 조정을 통해 흘러나오는
에너지 일부를 느낀 것입니다.
모든 것은 하늘에 의해
수행자들의 상위자아에 의해
수행의 매트릭스를 유지하고
종교의 매트릭스를 유지하고 관리하기 위해
그렇게 믿고 싶은 수행자들의 에고의 만족을 위해
우연을 가장하여
기도 중에 수행 중에 신비체험을 하게 하는 것입니다.

임맥과 독맥은
수행자들 사이에서
종교인들 사이에서
소주천과 관련된 신비체험이 존재하는
지독한 매트릭스의 함정이 존재하는 곳입니다.

소주천(小周天) : 임맥·독맥의 순환과 12경락의 순환이 원활하게 이루어지고 있는 상태를 도가적으로 표현한 것

수많은 도사들이
임·독맥이 열렸다고 말하고 있으며
수많은 종교인들의 신비체험 뒤에
임·독맥이 열렸다는 근거 없는 주장들이 있습니다.
임맥과 독맥은 하늘의 의지 없이 열리는 일은 결코 없습니다.
250만 년 동안 임맥과 독맥이
온전하게 열린 사람은 수십 명에 불과합니다.
그 수십 명도
수행과 기도의 매트릭스를 설치하고
그 매트릭스를 유지하고 매트릭스를 관리하기 위한
하늘의 치밀한 계획 속에서 진행된 프로그램일 뿐입니다.

소주천을 열겠다고
기도와 수행을 하고 있는 수많은 인자들과
소주천이 열렸다고 스스로 믿고 있는 도인들과
소주천이 열려 신통력이 생겼다고 믿는 도사들과
소수천이 열려 하늘과 소통되고 있다고 믿고 있는 종교인들이
넘치고 넘쳐나는 것이 슬픈 현실입니다.

임맥을 열겠다고
임맥이 열렸다고
독맥을 열겠다고
독맥이 열렸다고
소주천을 열겠다고
소주천이 열렸다고
대주천❖을 열겠다고
대주천이 열렸다고 하는 인자들이 나올 때마다
하늘은 그저 지켜볼 것입니다.

대주천(大周天) : 소주천 상태를 넘어 기경팔맥까지도 활성화된 상태. 기의 순환이 빨라진 상태에서 기경팔맥의 무형의 가속 장치를 통과하여 기가 빛으로 변하는 것을 '양신을 이루었다' '대주천이 열렸다'고 표현함

그저 일어날 일들이 일어난 것이며
수행자의 의식의 눈높이에서
수행자 영혼의 프로그램대로
하늘의 의지와 계획의 범위에서
믿고 싶은 대로 바라는 대로 왜곡되는 것입니다.

인간은 자신이 경험한 범위 안에서
자신의 의식의 패러다임 안에서
자신의 믿음과 신념 속에서
보이지 않는 세계의 에너지를 체험하고 나면
자신의 노력이나 정성에 하늘이 감동해서 자신에게 준
특별한 선물을 받은 것이라고
착각하고 과장하는 경향이 있습니다.
자신이 깨달은 사람이라고
자신이 우주에서 특별한 사람이라고
자신이 진인✣이 되고 신선이 되었다고
그렇게 믿으며
그렇게 행동하는 것이 인간이 가진 특성입니다.
기도와 수행의 중심에 임맥과 독맥에 대한 무지가 있으며
소주천과 대주천에 대한 무지와 환상이 있습니다.

이 우주에서 잘못되는 것은 아무것도 없습니다.
이것이 바로 물질 체험을 하는 영혼들을 위해
하늘이 인류의 의식의 층위에 맞추어
다양하게 설치한 기도와 수행의 매트릭스들이
잘 작동하고 있다는 강력한 증거들이기 때문입니다.

인류들의 건승을 빕니다.

진인(眞人) : 도교에서 도를 깨쳐 깊은 진리를 깨달은 사람을 이르는 말

경락시스템의 작동원리 ⑪
위지대락과 비지대락

위지대락(胃之大絡)과 비지대락(脾之大絡)은
위와 비장에서 시작하여 회음(會陰)으로 연결됩니다.
회음에서 만난 위지대락과 비지대락은
기경팔맥의 순환의 에너지원으로 작용합니다.
회음은 모든 음이 모여드는 곳이란 뜻이며
에너지 상태를 오행으로 설명하면
궐음(厥陰)의 상태입니다.

호모 사피엔스의 몸에서
발산력과 수렴력은 대대작용(對待作用)을 의미합니다.
수렴력의 크기가 발산력의 크기를 결정하기 때문입니다.
회음은 수렴력이 크다는 것을 상징적으로 나타내고 있습니다.
회음의 수렴력으로 인하여 응집된 에너지는
발산력으로 표출됩니다.
회음의 발산력으로
기경팔맥의 순환이 이루어지고 있습니다.

위지대락은 심포와 회음에 연결되어 있습니다.
심포에 연결된 위지대락은
심포에서 진액(津液)을 생성할 수 있도록
체액을 공급하는 라인으로 작용하고 있습니다.
회음에 연결된 위지대락은 포를 경유하여
회음에 연결됩니다.
회음에 연결된 위지대락은
기경팔맥을 통한 액의 순환에 관여하고 있습니다.

호모 사피엔스의 생명회로도에서
위장과 간과 신장은
하나의 사이클을 이루고 있습니다.
이것을 위·간·신 사이클이라고 합니다.
위간신 사이클은 위장과 간과 신장 사이의
특수한 에너지 교환 및 작용을 통해
우리 몸의 진액의 순환에 관여하고 있습니다.
위에서 흡수된 체액은
포의 훈증 공정으로 보내지게 됩니다.
포의 훈증으로 생성된 진액은
간과 신장의 작용으로
진액을 우리 몸 구석구석으로 순환시킵니다.

진액(津液)의 순환은
3가지로 나누어 설명할 수 있습니다.
기육(肌肉)❖ 사이를 흐르는 것을 진(津)이라 합니다.
근육과 뼈 사이를 흐르는 것을 액(液)이라 합니다.
폐의 숙강지기❖와 신장의 납기❖ 기능
그리고 방광의 작용에 의해
복강 내에서의 삼초 순환이 이루어지고 있습니다.

진(津)의 순환은 삼초가 주관하고 있으며
삼초는 3개의 포의 작용을 의미합니다.
3개의 포는 동시에 작용하고 있으며
우리 몸 전체에 진액의 순환을 시킬 수 있는
진액을 생산하고 공급해주고 있습니다.

기육(肌肉) : 근육의 위쪽에 있어 손가락으로 피부를 집었을 때 잡히는 부분이며 피부와 피하지방에 해당함
숙강지기(肅降之氣) : 엄숙하고 칼날 같은 서릿발의 살기로, 봄과 여름의 생동하는 기운이 아래쪽으로 내려가 결실을 맺게 하고 불필요한 것들을 가차없이 버리는 가을의 하강하는 기운
납기(納氣) : 폐에서 흡수하여 내보낸 기운을 받아들여 수납하는 신장의 기능

경락으로는 삼초 경락이 진의 순환을 주관하고 있으며
장부로는 방광이 주관하고 있습니다.

액(液)의 순환은
기경팔맥에 의해 이루어지고 있습니다.
액의 순환은
12경락이나 위기의 순환으로 이루어지는 것이 아니라
힘이 세고 속도가 빠른 기경팔맥에 의해
근육과 골격 사이의 액의 순환이 이루어지고 있습니다.
주로 큰 근육이나 큰 관절
기항지부(奇恒之腑)와 같은 기관의
액의 순환을 기경팔맥이 주관하고 있습니다.

비지대락은 포와 회음에 연결되어 있습니다.
포에 연결된 비지대락은
음식물의 소화와 흡수를 거친 기 입자를
포의 훈증 작용을 위한 원료(기)로 공급하는
통로 역할을 하게 됩니다.
포의 훈증 작용에 의해 생성된 정기신은
단중에서 분리되어
영기의 순환과 위기의 순환이 됩니다.
비지대락을 통해 운반된 에너지(기)는
기경팔맥을 통하여 전신에 공급됩니다.

비장과 심장과 폐는
위간신 사이클처럼 사이클을 이루어
영기의 순환을 주관하고 있습니다.
비심폐 사이클은 심장 박동을 통한 심생혈의 역할과
영기의 순환(12경락)을 주관하고 있습니다.

비장의 운화 기능을 통하여 형성된 기와
폐의 작용에 의해 위기의 순환이 이루어지고 있습니다.

위지대락과 비지대락은
- 진액의 순환
- 기경팔맥의 에너지원
- 위기의 순환
- 영기의 순환에 관여하고 있는 중요한 경락입니다.

위지대락과 비지대락의 작용에 대해서는
기존 의서에는 기록된 것이 거의 없었습니다.
그동안 의서에서 잊혀졌던
인류의 의식에서 사라졌던
위지대락과 비지대락의 기능과 역할들을
이 시리즈를 통하여 밝혀 놓았습니다.
그동안 베일에 가려졌던
진액의 순환의 비밀들이 밝혀졌습니다.
기경팔맥의 순환의 비밀들이 밝혀졌습니다.
위기와 영기의 순환의 비밀들 또한
인류 의식의 눈높이에서 설명해 놓았습니다.

하늘과의 소통 속에서
그동안 전문가 그룹의 전유물이 되어 있었던
우리 몸의 작용 원리들을
보이지 않는 세계에서
어떻게 이루어지고 있는지 설명하였습니다.
눈에 보이는 5장 6부의 생화학적 작용 뒤에는
보이지 않는 세계에서 일어나고 있는
수많은 우리 몸의 작용 기전들이 있습니다.

보이지 않는 세계에서 일어나고 있는
우리 몸에서 일어나고 있는 현상들을
동양의학의 패러다임으로
인류의 눈높이에 맞추어
우데카 팀장이 기록으로 남깁니다.

그날이 오면
마지막 때가 되면
의료 매트릭스들이 더 이상 작동되지 않을 것입니다.
그 어떤 약도 듣지 않을 것이며
상식적으로 보편적으로 치료하던 치료법들이
더 이상 작동되지 않을 것이며
질병 앞에 인류는 속수무책이 될 것입니다.
의료 매트릭스의 철거가 하늘에 의해 시작되었습니다.

그때가 되면
살기 위해서
살아남은 인류들은
새 하늘과 새 땅에 필요한
새로운 의학 지식들을 필요로 할 것입니다.
호모 사피엔스의 생명회로도와
경락시스템의 작동원리들은
우리 몸을 이해하는데 꼭 필요한
귀중한 텍스트가 될 것입니다.

인류의 건승을 빕니다.

경락시스템의 작동원리 ⑫
삼초 순환

12경락의 순환이 일어나는 동안
기경팔맥의 순환이 일어나는 동안
사기와 탁기는 등 뒤의 배수혈과
손과 발의 하수도 통로를 통해 배출이 됩니다.
사기와 탁기는 진액의 배출과 함께하며
땀과 소변과 대변과 함께 배출됩니다.
몸 밖으로 배출되지 않는 사기와 탁기는
경혈점들에 남아 있으며
압통점이라 불리는 곳에 집중적으로 모여 쌓여 있습니다.
사기와 탁기가 복부에 모여서 적과 취❖가 됩니다.
사기와 탁기가 가장 많이 모이는 곳은 중완혈입니다.

12경락의 순환이 다 끝나고 나면
기경팔맥의 순환이 끝나고 나면
아직 자기장의 성질을 잃지 않은 정과 기라는 에너지는
한 곳으로 모이게 됩니다.
임맥의 통로가 설치되어 있는 곳의 서로 다른 층위에
임맥의 통로보다 5배 정도 더 굵은 관(경락)이
임맥의 방향과는 반대로
일방통행으로 단전에 연결되어 있습니다.

12경락의 순환을 하는 동안
기경팔맥이 순환을 하는 동안
속도가 느려지고 빛의 성질을 잃어버리고

적(積), 취(聚) : 뱃속에 쌓인 기로 인하여 덩어리가 생겨 아픈 병증

자성이 약해진 정기신의 에너지들은
사기와 탁기의 형태로 경혈점에 쌓이거나 모이게 됩니다.
속도가 느려지거나 자성을 잃어버린
정기신들은 입자들끼리 뭉쳐지게 됩니다.
무게가 무거워진 입자들은 사기와 탁기의 형태로
경혈점들에 쌓여 통증을 일으키게 됩니다.

경락의 3중 구조를 통해 정기신이라는 에너지는
세포와 조직을 자양시키고
생명현상을 유지시켜 줍니다.
경락의 순환 주기를 모두 마친 정기신의 에너지들은
모두 한 곳으로 모여 또 다른 순환을 준비하게 됩니다.
자성을 잃지 않은 정기신의 에너지는
모두 단전(기해, 석문, 관원)에 모입니다.
단전에 모인 자성(빛)을 가진 정기신 에너지는
단전에 설치되어 있는 기계장치들에 의해
삼초 순환이 시작됩니다.

심혈관계 시스템은
- 동맥의 순환
- 정맥의 순환
- 모세혈관의 순환으로 크게 나누어 볼 수 있습니다.

경락의 순환 시스템은
- 위기의 순환 → 폐 주관
- 영기(12경락) → 심장 주관
- 기경팔맥 → 회음 주관
- 세맥과 낙맥의 순환(삼초 순환) → 단전 주관
  으로 크게 나눌 수 있습니다.

단전에 모인 정기신의 에너지는
단전의 기계장치들에 의해 자기장이 다시 걸리게 되어
빛의 성질이 강화됩니다.
단전의 축기 과정과 동시에 일어나게 되며
단전에 축기된 기운들은 3곳의 포로 다시 보내져
세맥을 통과할 수 있는 아주 미세한 입자로 가공되게 됩니다.
3곳의 포란 심포와 갑상선과 자궁(전립선)을 말합니다.
자궁(남성은 전립선)을 제2의 심장이라 하고
갑상선을 제3의 심장이라고 한 것은
세 가지 모두 포의 성질을 가지고 있기 때문입니다.
삼초를 그래서 삼포라고도 합니다.

단전에서 수집된 기운들은
단전에 축기 과정을 거쳐
1차 단순 가공이 이루어지고 이것을 다시
심포와 갑상선 자궁(전립선)으로 보내
포에 의해 재가공됩니다.
1차 포의 훈증이 이루어지는 곳과
2차 포의 훈증(삼초)이 이루어지는 곳은
마주 보고 있으며 쌍으로 되어 있습니다.
단전에 모인 기가 축기 과정을 거쳐
포의 2차 가공으로 더욱더 정미로운 기운이 되어
낙맥과 세맥들 구석구석까지
영역별로 삼초의 순환이 이루어집니다.
수소양 삼초경의 경락의 순환과 삼초의 순환은
전혀 관련이 없는 별도의 순환체계입니다.

삼초의 순환이란
상초의 순환은 갑상선이 담당하고 있으며

중초의 순환은 심포가 담당하며
하초의 순환은 자궁(전립선)에 의해 이루어지는
낙맥과 세맥의 순환을 말합니다.
상초의 순환의 중심은 제3의 심장이라고 하는 갑상선입니다.
천돌을 중심으로 상초에 해당되는 부근
주로 뇌의 회백질과 피질 부근의
미세한 낙맥과 세맥의 순환을 말합니다.
단전의 축기 과정을 거쳐 갑상선(포)으로 보내지고
이곳에서 낙맥이나 세맥의 순환이 이루어지도록
1차 포의 훈증 때보다 더 작고 미세한 입자를 생산하여
상초의 순환들이 이루어지고 있습니다.

중초는 심포가 담당하며
천돌 아래에서 배꼽까지의 중초 부위의 순환을 담당하고 있습니다.
중초 부분에 해당하는 근골격계와
5장 6부의 세맥이나 낙맥의 순환을 심포가 담당하고 있습니다.
삼초 순환의 중심은 심포입니다.
삼초의 순환은 진액의 순환을 돕고 있습니다.
삼초의 순환 없이 진액의 순환은 이루어질 수 없습니다.

하초는
여성은 자궁이
남성은 전립선이 포의 역할을 합니다.
배꼽 아래 부위의 순환을 담당하고 있습니다.
기경팔맥의 순환이 삼초 순환을 돕고 있으며
삼초 순환과 기경팔맥은 서로가 서로에게
상생작용을 하면서
우리 몸의 구석구석까지
진액과 정기를 원활하게 공급하고 있습니다.

1차 포의 훈증 작용은
음식물의 소화와 흡수 과정을 거친 에너지를
포에서 가공하여 정과 신이 생성됩니다.
정과 신은 비장의 운화 기능을 통해 흡수된 기와 합쳐져
영기의 순환과 위기의 순환이 이루어집니다.
심포에서 생성된 1차 생성물인 정과 신은
갑상선과 자궁(전립선)이라는 2개의 포에
별도의 관(통로)을 따라 이동하여
2차로 갑상선 포와 자궁(전립선)이라는
포의 훈증 장치에 의해 가공되어
삼초의 순환이 이루어지고 있습니다.
단전에 모인 정기신이라는 에너지 역시 축기 과정을 거쳐
갑상선과 심포 자궁(전립선)에 다시 보내지고
여기서 포의 훈증 과정을 거쳐
1차 때보다 더 정밀하게 재가공됩니다.

단전에 축기가 잘 되게 하기 위해서는
자연 상태의 호흡이 필요하며
호흡이 깊어지고 심신이 안정화될 때 잘 이루어집니다.
단전에 축기가 되어 단을 형성하기 위해
자신의 인생을 걸고 수행하는 수행자들이 많이 있습니다.
단전에 단을 형성하기 위해 기공 수련을 하고
운기조식(運氣調息)을 위한 호흡 수련을 하고
요가를 하고 특별한 수련을 하는 이유는 모두
기경팔맥의 순환을 활성화하고
삼초 순환을 활성화하는 데 있습니다.

삼초 순환이 활성화되면
우리 몸 구석구석이 빛의 몸이 됩니다.

12경락을 국도에 비유하면 기경팔맥은 고속도로에 해당이 되고
삼초 순환은 마을길이나 농로에 해당됩니다.
삼초 순환은 우리 몸 구석구석에
빛과 에너지를 공급하여 빛의 몸을 이루게 합니다.
몸의 진동수를 높여 주며
막힘없이 저항 없이 빛의 통로를 확보해
돌연변이인 암 발생을 줄이게 되며
세포의 노화를 방지하게 되며
불치병과 난치병을 해결하는 열쇠 역할을 하게 됩니다.

수행과 기도의 매트릭스가 바로
삼초 순환과 기공 그리고 호흡법에 설치되어 있습니다.
깨달음을 이루어주고 도사의 초능력을 얻을 수 있고
양신이 되어 생사를 초월할 수 있다는
수행과 기도의 매트릭스가
하늘에 의해 설치되어 운영되어 왔습니다.
그 중심에 단전호흡과 연단법이 있으며
연단법의 방법론으로
삼초의 순환과 기공 수련법이 있으며
소주천과 대주천이 있으며
기경팔맥과 양신과 진인이 있습니다.

삼초 순환은 크게 3가지로 나누어 설명되어져야 합니다.
첫째, 진액의 삼초 순환 → 방광이 주관
둘째, 세맥과 낙맥의 삼초 순환 → 단전이 주관
셋째, 수소양 삼초경의 영기의 순환

이 시리즈에서 다루지 못한 부분은
다른 시리즈에서 자세하게 다루어질 예정입니다.

경락시스템의 작동원리 ⑬
기경팔맥

기경팔맥(奇經八脈)이라고 알려져 있는 경락은 모두
경락의 구조가 2중 구조로 되어 있습니다.
기가 흐르는 통로와
자기장이 흐르는 통로로 되어 있으며
12경락인 영기의 순환에 비해
경락의 직경이 3배 이상 큽니다.
기경팔맥 중 임맥과 독맥만 혈자리들이 알려져 있을 뿐
나머지 6개의 기경은 처음 시작점과 끝점 그리고
유주도만 알려져 있을 뿐입니다.

기경팔맥은 모두 회음(會陰)에서 시작됩니다.
기경팔맥의 유주도는 모두 다르지만
시작점은 회음입니다.
회음혈은 기경팔맥의 본가이며
생명회로도에서도 매우 중요한 위치를 차지하고 있습니다.
회음혈은 눈에 보이지는 않지만
정교한 기계장치와 회로로 구성되어 있습니다.
회음은 다음과 같은 구조로 되어 있습니다.

회음에는
거대한 기계장치인 회음 차크라가 있습니다.
회음 차크라가 기경팔맥의 동력원입니다.
회음은 차크라 오행으로 표현하면 목(木)이며
궐음(厥陰)에 해당됩니다.
회음은 늘 궐음의 상태를 유지하고 있습니다.

회음의 발산력이 차크라와 궐음이라면
회음의 수렴력은 음이 모인다는 뜻 그대로
인간의 생명회로도에 음이 기운이 수렴하는 것으로
처음부터 설계되었습니다.
회음에는 심장과 직통으로 연결되어 있는
12경락의 직경보다 큰 관(회로)이 존재합니다.
심장의 심생혈의 작용에 따라 발생한
자기장이 직접 회음으로 연결되어 있습니다.
심장에서 멀리 떨어진 회음에
직통으로 연결된 자기장은
회음에 설치되어 있는 자기장 증폭 장치에 의해
강력한 자기장이 형성이 됩니다.
회음의 발산력을 결정하는 가장 중요한 인자입니다.

기경팔맥의 순환을 결정하는 힘은
회음에서 증폭되는 자기장의 강도와
생명회로도에서 설정되어 있는 궐음의 발산력이
중요한 인자입니다.
회음에서 궐음의 상태가
그 사람의 에너지의 크기를 결정합니다.
궐음의 상태가 강할수록
큰 에너지를 발산할 수 있으며
큰 에너지를 쓸 수 있는 사람입니다.
회음에 존재하는 차크라는
회음 차크라가 열린 경우에만 해당됩니다.
수행과 기도를 통해 소주천과 대주천을 열기 위해서는
기경팔맥이 열려야 합니다.
기경팔맥의 효율이 좋아지기 위해서는
회음 차크라가 열려야 합니다.

회음에는 위지대락과 비지대락이 연결되어 있습니다.
위지대락과 비지대락을 통해 들어온 기 입자들에
강력한 자기장을 걸어서
기경팔맥의 순환이 이루어집니다.
기경팔맥의 순환은
음식물의 소화과정을 거친 기와
심장의 자기장(빛=신)을
기경팔맥이라는 미리 깔려있는 네트워크망을 통해
우리 몸 구석구석으로 전달하고 있습니다.

기경팔맥은 12경락의 순환보다 3~5배 정도로
순환 속도가 매우 빠릅니다.
그 이유는 관의 통로가 굵고
12경락에 걸리는 자기장보다 더 큰 자기장이
회음에서 증폭되기 때문입니다.
영기(12경락)보다 더 빠른 속도로 순환하면서
많은 양의 기와 빛을 세포나 조직에
공급하기 때문에 치료 효과가 매우 큽니다.
침술의 효과를 극대화하고
기마당을 크게 활성화하기 위해서
12경락과 기경팔맥이 서로 만나는
팔맥교회혈(八脈交會穴)을 사용하면
그 효과가 매우 빠르고 크게 나타나게 됩니다.
팔맥교회혈을 이용한 침술의 사용은
특수한 효과가 나타나는 경우가 많아
특수혈 또는 기경이라고 알려져 있습니다.
기경팔맥과 12경락이 만나는 곳은
팔맥교회혈뿐만 아니라
더 많은 교회혈들이 우리 몸에 존재하고 있습니다.

생명회로도에서 기경팔맥과 12경락들이
여러 층위에서 만나고 있음이
영안이 열린 인자들에 의해 역장 안에서 밝혀질 예정입니다.

12경락과 기경팔맥이
서로 만나거나(표리 表裏) 교차(상통 相通)되는 곳은
팔맥교회혈만 있는 것이 아니라
경혈학 책에는 나오지 않는
많은 특수혈들이 존재함을 확인할 수 있습니다.
경락을 눈으로 본다는 것은
눈에 보이지 않는 것을 눈으로 본다는 것은
그만큼 생명의 진리에 접근한다는 것입니다.
대우주의 진리가 소우주인 인간의 몸에서
생명회로도를 통해서
집약되고 고도화되어 있다는 것을 의미합니다.

인간의 몸에서 구현되고 있는
눈에 보이는 심장의 혈액 순환 시스템과
눈에 보이지 않는 모든 경락의 순환 시스템들의
컨트롤 타워가 생명회로도입니다.
생명회로도 속에는
작은 컨트롤 타워들이 존재하는데
위기 순환의 컨트롤 타워는 폐이며
이 폐는 실질 장기를 말하는 것이 아니며
폐의 기능을 지원하는 정보처리 장치에 비유할 수 있습니다.
같은 원리에 의해
영기 순환의 컨트롤 타워는 심장
세맥이나 낙맥 순환의 컨트롤 타워는 삼초
기경팔맥의 컨트롤 타워는 회음이 됩니다.

기경팔맥의 역할은 다음과 같습니다.

1. 진액의 순환에 관여합니다.
2. 육체노동이나 과도한 운동 시
　 에너지를 공급하며
　 12경락의 보조 역할을 담당합니다.
3. 기항지부에 에너지를 공급하고
　 기능을 활성화시킵니다.
4 . 사기와 탁기의 배출을 촉진시키며
　 몸의 축기 작용을 도와주며
　 몸의 진동수를 높이는 작용을 합니다.
5. 감정선과 의식선에 영향을 줍니다.
　 의식의 형성과 감정의 형성에 작용하며
　 포와 삼초의 작용을 도와주는 역할이 있습니다.

기경팔맥 중
임맥과 독맥은 회음에서 직접 순환이 시작됩니다.
음유맥(陰維脈) 양유맥(陽維脈)
음교맥(陰蹻脈) 양교맥(陽蹻脈)
충맥(衝脈)과 대맥(帶脈)은
회음과 기경의 순환이 시작되는 출발 지점까지
별도의 관을 따라 흐른 뒤
기경의 시작점에서 다시 한 번 증폭되어
기경의 순환이 이루어집니다.

경락시스템의 작동원리 ⑭
경락 순환 시스템의 종류

경락의 순환은 크게 5개의 시스템으로 분류할 수 있습니다.

제1경락 순환	• **정경(正經)의 순환** 　영기(營氣)의 순환 : 12경락의 순환 　- 심장의 자기장이 주관 　- 기마당과 빛마당 형성
제2경락 순환	• **기경(奇經)의 순환** : 기경팔맥의 순환 　- 회음이 주관 　- 기마당과 빛마당 형성
제3경락 순환	• **자오유주도 순환** : 6장 6부로 빛 공급 　(차크라의 빛의 통로) 　- 포가 주관 　- 빛마당만 형성
제4경락 순환	• **위기(衛氣)의 순환** 　- 폐가 주관 　- 기마당과 빛마당 형성
제5경락 순환	• **사기와 탁기를 배출하는 경락 시스템** 　- 심장의 심생혈(자기장)이 주관 　- 기마당만 형성

대우주의 빛은 소우주인 인간의 몸에서
진동수를 낮추어 생명현상에 관여하고 있습니다.
대우주의 빛(자오유주도의 빛)이 백회를 통해 들어오면
이 빛을 우리 몸이 그대로 사용할 수 없습니다.

백회를 통해 들어온 빛을
우리 몸이 사용할 수 있도록 하기 위해서는
에너지를 전환시키는 장치가 필요합니다.
이 장치는 심포의 차원 간 공간 속에 있으며
무형의 정교한 기계장치입니다.
이것을 메타 휴머노이드 에너지(빛) 전환장치라고 합니다.

백회를 통해 들어온 빛은
메타 휴머노이드 에너지 전환장치를 거치게 되면
입자가 더 정교해지고 고와집니다.
빛의 입자가 고울수록 인체 흡수율이 높으며
빛의 입자가 작을수록 치유 효과가 커집니다.
메타 휴머노이드 에너지 전환장치를 거친
빛의 입자는 더욱더 미세하고 작아집니다.
백회를 통해 들어온 빛의 입자 크기를
100/N 수식으로 표현하면 다음과 같습니다.
N = 100인 빛이 들어오면
N 값이 100~140인 빛의 스펙트럼이 출력됩니다.
포에 존재하는 에너지 전환장치를 거친 빛은
진동수가 다운된 빛이 됩니다.
인체의 6장 6부에 잘 흡수될 수 있도록 최적화됩니다.

백회를 통해 들어온 우주의 빛을
동양의학에서는 자오유주도의 빛이라 하였습니다.
자오유주도의 빛은 있는 그대로
우리 몸의 장부들이 사용할 수 없습니다.
자오유주도에 따라 들어오고 있는 빛은
심포에 있는 무형의 에너지 전환장치에 의해
12가지의 스펙트럼으로 분화됩니다.

12가지 빛은 제3의 경락시스템을 통하여
6장 6부에 공급이 됩니다.
메타 휴머노이드 에너지 전환장치와 제3경락시스템을 통하여
대우주의 전체의식 속에 인류 역시 연결되어 있습니다.
모든 생명체들은 이렇게
대우주의 전체의식과 연결되어 있습니다.

생명현상 속에는
대우주의 진리가 눈에 보이는 색의 시스템과
눈에 보이지 않는 기와 빛의 시스템으로 펼쳐져 있습니다.
생명현상 속에는
대자연의 진리가 눈에 보이는 색의 시스템과
눈에 보이지 않는 기와 빛의 시스템으로 펼쳐져 있습니다.
대우주의 진리와 대자연의 진리가
생명현상 속에 우주 공학적 원리가 적용되어 펼쳐져 있습니다.
인간을 만물의 영장이라고 합니다.
만물의 영장인 인간은 우주에서 창조한 생명체들 중에
가장 높은 의식을 구현할 수 있습니다.
인간의 몸은 우주 과학기술의 총합입니다.
인간의 몸은 우주가 6번째 주기를 진화하면서 탄생한
진화의 결정체입니다.
인간의 몸은 우주에서 가장 최신형의 버전이며
우주 공학기술의 결정체입니다.

인간의 몸은
보이지 않는 세계의 수많은 우주의 법칙과
자연의 법칙이 결합한 최고의 히트 상품입니다.
영혼들이 물질 여행을 하기 위해
외투를 정할 때 가장 선호하는 외투입니다.

보이지 않는다고 없는 것이 아닙니다.
보이지 않는 수많은 기계장치들에 의해
인간은 높은 의식을 구현할 수 있는 것입니다.
인간의 몸에 설치되어 있는
보이지 않는 세계의 흔적들이
동양의학을 통해 인류에게 알려져 왔습니다.
인류에게 지금까지 알려진 것들에는
경혈과 경락 유주도가 있으며
차크라 또한 알려져 왔습니다.

우데카 팀장은
인류의 의식의 눈높이에 맞추어
눈에 보이지는 않지만 인간의 몸에서 이루어지고 있는
다양한 종류의 경락시스템들을 소개하였습니다.
눈에 보이지 않아서 추상화되고 관념화되어 있던
동양의학의 기존의 패러다임을
확장시키는 역할을 하게 될 것입니다.
경락과 경락시스템에 대한 새로운 접근이며
새로운 학문을 위한 기초가 될 것입니다.
경락시스템의 작동원리 시리즈와
호모 사피엔스의 생명회로도 시리즈는
보이지 않는 세계로 인류를 안내하는 길잡이가 될 것입니다.

생명의 현상 뒤에 있는
생명의 신비로만 알려져 왔던
생명의 진리 속에서
대우주의 진리와 대자연의 진리를 만날 수 있을 것입니다.

인류들의 건승을 빕니다.

경락시스템의 작동원리 ⑮
기마당과 빛마당의 형성 원리

비장의 운화 기능에 의해 흡수된
음식물이나 약초들의 기는
보통 3개에서 많게는 9개 정도 됩니다.
비장에서 다시 포로 보내집니다.
포의 훈증 과정을 거친 기의 입자는
2배 정도 더 작게 재가공됩니다.
정기신이라는 기와 빛으로 탄생이 됩니다.
포의 훈증 과정을 거친 기와 빛의 입자들은
12경락을 통해 6장 6부와 전신에 공급이 됩니다.

12경락을 따라 흐르는 기는
귀경이론에 의해 기마당과 빛마당을 형성합니다.
대추는 소화 과정과 포의 훈증 과정을 거치면
5가지 에너지 파장으로 분화됩니다.
5가지 파장은 5가지 경락을 통해
6장 6부로 귀경(歸經)하게 됩니다.
5가지 파장 중 2가지 파장은 아주 강하고
3가지 파장은 약하게 형성됩니다.
대추는 5가지 파장을 가진 음식입니다.
12경락 중 5가지 경락으로 귀경을 하는 음식입니다.
의서에 기록되어 있는 귀경이론은
5가지 파장 중 가장 강한 기와 빛의 파장을 기준으로
우리 조상들에 의해 기록되어진 것입니다.
대추는 수소음 심경으로 귀경합니다.

음식은 주로 기마당을 형성합니다.
약초 중 기의 성질이 강한 인삼이나 황기 등은
인체 내에서 입자가 정밀하게 고와져
빛마당을 형성하여 장부에 영향을 줍니다.
혈약(血藥)으로 쓰이는 숙지황과 같은 약재는
소화 과정과 포의 훈증을 거치더라도 입자의 크기가 큽니다.
입자가 큰 음식물이나 약초들은
6장 6부에 기마당을 형성하여 귀경합니다.
밀가루로 만든 음식물은 소화 과정을 거치며
입자가 큰 상태로 흡수됩니다.
입자가 클수록 소화 흡수율이 좋지 않습니다.
입자가 거친 기마당을 형성하여
12경락의 순환으로 가는 정기신이 적어지게 됩니다.
인체 내로 흡수되지 못한 것들은
대변을 통해 배출됩니다.

기마당 형성이 잘되는 음식과 약초가 있으며
빛마당 형성이 잘되는 음식과 약초가 있습니다.
기마당의 형태로
빛마당의 형태로
소화 과정을 거친 모든 음식물과 약초들은
12경락을 통해 체내로 흡수됩니다.
12경락을 통해 흡수된 정기신의 에너지들은
6장 6부와 우리 몸에
입자가 큰 것들은 기마당을 형성하여
밝게 빛이 나며 흡수됩니다.
입자가 작은 것들은 빛마당을 형성하여
장부를 빛으로 빛나게 하며
빛의 형태로 흡수됩니다.

빛마당의 형태로 흡수된 에너지(정기신)는
기마당의 형태로 흡수된 에너지들보다
자기장의 성질이 강하며
빛의 성질을 강하게 가지고 있습니다.
기마당이 형성되는 음식이나 약재보다는
빛마당이 형성되는 음식이나 약재가
부작용이 적으며 흡수율이 좋습니다.

모든 음식물들은
소화 과정과 포의 훈증 과정을 거치면서
기마당과 빛마당을 형성하여
12경락을 통하여 체내로 흡수됩니다.
음식마다 입자의 크기가 다 다릅니다.
입자의 크기가 다르기 때문에
소화 과정을 거친 입자들의 크기가 다르며
입자의 크기에 따라
기마당과 빛마당이 형성되는 것이 다릅니다.
모든 음식물들은 소화 과정을 통해
눈에 보이는 영양분들은
혈액 순환을 통해 체내로 흡수됩니다.
눈에 보이지 않는 정미로운 기운들은
포의 훈증이라는 과정을 거쳐
기와 빛으로 전환이 된 후
12경락을 통해 6장 6부로
기마당과 빛마당의 형태로 흡수됩니다.

정혈(井穴)에 침을 놓으면
해당되는 장부에 기마당이 형성됩니다.
합혈(合穴)에 침을 놓으면

해당되는 족태양 방광경의 배수혈에
기마당이 형성되어 사기와 탁기가 배출됩니다.
정혈에 침을 놓으면
해당되는 장부 모두에
기마당이 형성되는 것이 아니라
해당 장부의 특정 부위에
기마당이 생기는 부분과
더 밝은 기마당인 빛마당이 형성되는 곳이 있습니다.

정혈에 표리관계로 침을 놓으면
기마당이 형성됩니다.
정혈에 장부상통으로 침을 놓으면
빛마당이 형성됩니다.
수태음 폐경에 속하는 모든 경혈점들은
폐라는 장기에 기마당을 형성하는데
그 부위가 모두 다르게 형성이 됩니다.
수태음 폐경의
모혈(募穴)인 중부(中府)혈과
정혈인 소상(少商)혈에 침을 놓으면
폐에 형성되는 기마당이
서로 다른 부위에 다른 모양으로 형성됩니다.
경혈마다 기마당을 형성하는 곳이 모두 다릅니다.

침을 놓을 때 형성되는 기마당은
표리관계와 상통관계에 따라 다릅니다.
표리와 상통의 관계에 따라 형성되는
기마당의 모양과 크기는 다릅니다.
경혈점마다 독특한 기마당을 형성하는데
이것을 특수혈 또는 기혈이라 합니다.

아픈 곳에 침을 놓으면
아픈 곳에는 전혀 기마당이 형성되지 않습니다.
침을 놓았는데
어디에 어떤 모양으로 기마당이 형성되는지
그동안 인류는 알 수 없었습니다.
경혈과 경락의 작용을 눈으로 볼 수 없었기에
학문을 과학적으로 접근하기가 어려웠습니다.
의서에 기록된 추상적인 내용에 의지해
침구학과 경혈학이 존재했습니다.

동양의학의 침구학과 경혈학은
경혈을 눈으로 보지 못함으로써
기마당과 빛마당의 개념을 알지 못함으로써
생명회로도를 이해하지 못함으로써
무당 소리를 듣거나
미신 소리를 들을 수밖에 없었습니다.
의서에 기록된 경혈과 경락들은
영안이 열렸던 도인들이나 선인들과
영안이 열렸던 의사들은
경혈의 존재를 실물처럼 보았으며
경락의 유주를 한눈에 보았습니다.
자신들이 보았던 것들을 의서에 기록해 두었으며
하늘과의 소통 속에
다운로딩의 방법으로 의서에 기록해 두었습니다.
시간이 흐르면서
의서의 기록에 의해 공부하던 의사들은
그 본질을 이해하는데 어려움이 생겼으며
시간이 더 지나자
본질은 잃어버리고 문자만 남게 되었습니다.

경혈과 경락의 흐름을 볼 수 있는
영안이 열려있는 의사들은 모두 사라졌으며
기마당과 빛마당이
어떤 모양으로 형성되는지
알고 침을 놓는 의사들 역시 사라졌습니다.
경혈점의 위치가 얼마나 잘못되어 있는지
오수혈의 위치가 얼마나 잘못 알려져 있으며
알려져 있지 않고
기록되지 않은 경혈과 경락들이 얼마나 많은지
경락의 유주도가 얼마나 오류가 많은지를
하나하나 확인하고
눈앞이 캄캄해져 오던 때가 기억납니다.
그때의 그 안타까운 심정으로
그날의 기쁨과 희열의 순간을 잊지 않고
우데카 팀장은
호모 사피엔스의 생명회로도 시리즈와
경락시스템의 작동원리 시리즈와
경락 차크라 시리즈를 탄생시켰습니다.

눈에 보이지 않는 세계를 보고
눈에 보이지 않는 세계 속에 펼쳐져 있는
공간속의 공간을
칼라 텔레비전을 보듯이
눈에 보이지 않는 세계를
눈에 보이는 세계로 기록해 놓았습니다.
그동안 풀리지 않았던 동양의학의 원리들을
쉽게 재정립하였습니다.
인류에게 한 번도 공개되지 않았던
대우주의 진리와

대자연의 진리가
소우주인 인간의 몸에서 어떻게 펼쳐지고 있는지
생명 속에서 펼쳐지고 있는
생명 진리의 실체를 밝혀 놓았습니다.

그 옛날 하늘빛처럼
하늘과의 소통 속에서
하늘과의 조율 속에서
새로운 텍스트가 완성되었습니다.
옛날에 우리 조상들이 보이지 않는 세계를
보이는 세계로 기록해 놓았던 것들보다
더 세련되고
더 정교하며
더 구체적으로 기록해 놓았습니다.
이제는 때가 되어
기존의 낡은 의료 매트릭스의 해체와
새로운 시대에 맞는
새로운 정신문명에 걸맞는
새로운 동양의학의 텍스트가
우데카 팀장에 의해 탄생되었습니다.

보이지 않는 세계로
보이지 않는 세계인 본질의 세계로
새 술을 새 부대에 담을
뜻있는 인자들을 초대합니다.

경락시스템의 작동원리 ⑯
빛마당과 약리작용

기보다는 빛이 입자가 곱고 작습니다.
인체의 장부는 입자가 작을수록 흡수가 잘되며
경락을 따라 잘 흐르게 됩니다.
음식물은 소화 과정을 거쳐 무기물의 형태로 전환됩니다.
입자가 가장 큰 것은 소장에서 흡수되어
간문맥을 거쳐 간의 소설 작용으로 심장으로 보내집니다.
심장은 혈관을 통해 혈액 순환을 통해
영양 물질(분자 형태)을 장부에 공급합니다.

비장의 운화 기능에 의해
기 형태로 흡수된 무형의 에너지들은 포의 작용을 통해
정 → 유기물이 분화된 지황(地皇)의 에너지(지기地氣)
기 → 유기물이 분화된 인황(人皇)의 에너지(인기人氣)
신 → 유기물이 분화된 천황(靝皇)의 에너지(천기靝氣)로
재가공되어 12경락을 통해 장부에 공급됩니다.

입자를 더 곱고 미세하게 분해하는 것이
소화 과정과 포의 훈증이 갖는 의미입니다.
인간이 만든 어떠한 기계장치로도
인간의 몸에서 이루어지는 소화 과정과
포의 훈증 과정을 대체할 수 없습니다.

기마당은 정기신의 에너지 중
정과 기의 에너지가 경락을 통해 흡수되어
장부에 공급될 때 빛의 형태로 밝아집니다.

연못에 돌을 던졌을 때 나타나는
동심원의 형태로 기마당이 형성이 됩니다.

빛마당은 정기신의 에너지 중
신의 에너지가 경락을 통해 흡수되어
장부에 공급될 때 빛의 형태로 밝아집니다.
연못에 던진 돌이 동심원을 형성하듯이
기마당보다 더 크고 밝은 빛마당이 형성됩니다.

우리가 먹은 음식물은
몸에서 40% 정도만 흡수되고
60%는 재활용하지 못하고 대변으로 배출됩니다.
우리 몸에서 일어나는 과정은
사람마다 다르고 음식마다 다르지만
이해를 돕기 위해 다음과 같이 기록합니다.
소화 과정과 포의 훈증을 거치고 난
우리가 먹은 음식물의 40% 중에서 다시
60%가 영양분으로 흡수되어 혈관 속을 흐릅니다.
나머지 40%는
정 에너지 40 : 기 에너지 40 : 신 에너지 20 정도로
다시 전환되어 흡수됩니다.

음식물 100g 을 먹으면 40g은 몸으로 흡수됩니다.
60g은 대변으로 배출됩니다.
몸으로 흡수된 40g의 유기물 중에
60%인 24g은 영양물질이 되어
혈액 순환 시스템을 통하여 장부와 조직에 공급됩니다.
40g 중 40%인 16g 중에
6g은 정 에너지로 전환되어

경락의 순환을 통해 장부와 조직에 공급됩니다.
6g은 기 에너지로 전환되어
경락의 순환을 통해 장부와 조직에 공급됩니다.
3g은 신 에너지로 전환되어
경락의 순환을 통해 장부와 조직에 공급됩니다.
1g은 요리 과정이나 음식을 먹을 때
입 안에서 냄새나 향기의 형태로 흡수됩니다.

냄새나 향기로 형태로 흡수된 에너지는
기의 형태입니다.
인간의 소화기관과 비장의 운화 과정을 통해 형성된
기보다도 입자의 크기가 큽니다.
냄새나 향기는 혈관과 경락의 순환을 거치지 않고
세포나 조직의 막을 통과해 직접 흡수됩니다.
냄새나 향기는 입자가 커서 경락의 막이나
혈관의 막을 통과하지 못합니다.

기마당은
정과 기 에너지가 장부에 작용될 때 형성되는
동심원 모양의 에너지를 말합니다.

빛마당은
신 에너지가 장부에 작용될 때 형성되는
동심원 모양의 에너지를 말합니다.

빛마당의 크기가 기마당에 비해 훨씬 더 크며
영향을 더 많이 미치게 됩니다.
빛마당은 부작용이 나타나지 않습니다.
기마당은 빛마당에 비해 국소적으로 작용하게 됩니다.

동양의학의 본초학에서 말하는 귀경이론은
기마당과 빛마당이 형성되어 작용되는 원리를
그 시대의 언어와 논리에 의해
12경락으로 설명해 놓은 것입니다.
눈에 보이는 음식물은 소화 과정을 거치면서
눈에 보이는 형태로 혈액의 순환이 됩니다.
눈에 보이지 않는 형태인 정과 기와 신의 형태로 변하여
경락의 순환을 통해 장부로 흡수되어
정기신의 기의 생리학과
정기신의 빛의 생리학이 펼쳐지고 있는 것입니다.

정과 기의 작용인 기의 생리학과
신의 작용인 빛의 생리학이 있습니다.
자오유주도의 빛이 심포에 있는
메타 휴머노이드 에너지 전환장치에 의해
12가지 에너지 형태로 전환됩니다.
이 에너지 역시 제3의 경락을 통해
우리 몸에 설치되어 있는
무형의 기계장치들에 에너지를 공급하는
빛의 생리학적 작용이 있습니다.

인체 내에서는
인류가 그동안 알 수 없었던
정과 기의 생리학과
빛의 생리학적 작용이 일어나고 있었습니다.
음식물이 정기신으로 변할 때 나타나는
기와 빛의 작용이 있으며
대우주의 빛이 백회를 통해 들어와서 12경락으로 변하는
빛의 생리작용이 있습니다.

음식물을 통해 형성된 정기신의 에너지는
입자의 크기에 따라
기마당이 되고 빛마당이 되어
생리학적 작용이 일어나고 있음에도 불구하고
우리 인류는 아무것도 이해하지 못한 채
까막눈으로 살아 왔습니다.

음식물을 통해 형성된 정기신의 에너지는
표리와 상통의 경락 순환에 의해
몸에서 약리작용이 나타나고 있습니다.
동양의학의 약리작용을 설명하는 귀경이론은
장부상통에 의해 성립하는
빛마당을 보고 기록으로 남긴 것입니다.

5장 6부는
표리의 방법으로 기마당과 빛마당이 형성되면
같은 색의 빛의 파장이 증가하게 됩니다.
표리(表裏)의 빛의 작용은
동양의학에서 상생(相生)의 이론으로 이어졌습니다.
장부상통(臟腑相通)으로 작용하는 빛의 생리작용은
귀경이론(歸經理論)이 되었으며
방제학(方劑學)의 이론으로 펼쳐졌습니다.

장부는 같은 빛의 기마당과 빛마당을 받게 되면
더 밝아지고 정기로 작용됩니다.
장부가 다른 빛의 기마당과 빛마당을 받게 되면
빛의 생리학의 작용이 나타나기 시작합니다.
색은 합쳐질수록 탁한 색이 되고
빛은 합쳐질수록 흰빛이 됩니다.

흰빛은 천황(黷皇)의 에너지이며
하늘의 에너지입니다.
같은 빛의 파장보다는
다른 빛의 파장을 장부가 받게 되면
흰빛의 성질을 띠게 됩니다.
흰빛의 작용
이것이 빛의 생리학의 핵심 작용이며
그 중심에 공변관계의 빛의 작용이 있습니다.

지면상의 한계로 인하여
많은 정보를 오픈하는데 한계가 있습니다.
새로운 본초학(本草學)이 준비되어 있습니다.
새로운 약리학(藥理學)이 준비되어 있습니다.
새로운 빛의 생리학(生理學)이 준비되어 있습니다.
새 술은 새 부대에 담아야 합니다.
물질문명의 종결을 앞두고
낡은 의료 매트릭스의 붕괴를 앞두고 있습니다.
지구 차원상승의 중심에
동양의학의 새로운 확장이 있습니다.

새로운 정신문명에 걸맞는
새로운 의학의 중심에 빛의 생리학이 있으며
기마당과 빛마당이 있습니다.
경락의 순환이 있으며
귀경이론이 있으며
장부의 표리 순환과 장부의 공변관계가 있습니다.
새로운 시대에 필요한
새로운 의학의 텍스트가 준비되어 있습니다.
뜻있는 인자들의 참여를 바랍니다.

경락시스템의 작동원리 ⑰
경락의 수렴과 발산 : 보법과 사법

경락 이론은 삼양삼음(三陽三陰)과 5운 6기(五運六氣) 그리고
차크라 오행(chakra 五行)에 기반을 두고 있습니다.
경락의 순환은
정의 통로와 기의 통로와 빛의 통로로 되어 있으며
경락의 3중 구조에 통합되어 이루어지고 있습니다.
경락 순환의 원동력은 심장의 자기장입니다.
경락의 순환 시스템은 생명회로도의 일부분에 속하며
눈에 보이지 않는 정교한 기계장치들에 의해 작동되고 있습니다.

경락의 흐름은 다음과 같습니다.
제1순환 : 영기의 순환
제2순환 : 기경팔맥의 순환
제3순환 : 자오유주도 에너지 순환
제4순환 : 위기의 순환
제5순환 : 사기와 탁기의 배출 순환

경락의 순환은 일방통행으로 이루어집니다.
이것을 경혈학에서는 경락의 유주라고 하며
경락의 수렴과 발산이라고 합니다.

수삼양(手三陽) 은 손에 흐르는 3가지 경락으로
수소양 삼초경과 수양명 대장경과 수태양 소장경을 말합니다.
수삼양의 경락들은 수렴하는 성질을 가지고 있습니다.
경락이 수렴한다는 것은
몸 안으로 경락의 흐름이 들어온다는 것을 말합니다.

수삼음(手三陰)은 손에 흐르는 3가지 경락으로
수궐음 심포경과 수소음 심경과 수태음 폐경을 말합니다.
수삼음 경락은 발산하는 경락입니다.
경락이 발산한다는 것은
몸 안에서 몸 밖으로 경락의 흐름이 발생하는 것을 말합니다.

족삼음(足三陰)은 발에서 시작하는 3개의 경락이며
족궐음 간경과 족소음 신경과 족태음 비경을 말합니다.
족삼음은 수렴 작용을 합니다.

족삼양(足三陽) 은 몸에서 발가락으로 발산하는 3개이며
족소양 담경과 족양명 위경과 족태양 방광경을 말합니다.
족삼양은 발산 작용을 합니다.

경락의 흐르는 방향은 정해져 있습니다.
경락의 흐름은 일방통행으로
한 방향으로만 흐르도록 정해져 있습니다.
경락의 흐름을 몸으로 느끼고
경락의 흐름을 눈으로 볼 수 있는 사람이라면
경락의 수렴과 발산력이 얼마나 강력하게
한 방향으로 흐르고 있는지 알 수 있습니다.
경락이론을 바탕으로 침구학이 있습니다.
침구학은 눈에 보이지 않는
경혈들과 경락의 특성을 이용하여
인간의 질병을 치료해 왔습니다.
침구학 이론 중에
우리에게 잘못 알려진 부분들이 많이 있습니다.
그중에 오류가 가장 심한 것이
보법(補法)과 사법(瀉法)에 대한 것입니다.

경락이 흐르는 방향으로 침을 놓으면
경락의 흐름을 좋게 하여 보하게 되고
경락이 흐르는 반대 방향으로 침을 놓으면
경락의 흐름이 나빠져 사하게 된다는
영수보사법(迎隨補瀉法)이 있습니다.
영수보사법을 확장한 침구학의 이론 중에는
오행침✥이나 사암침법이 있습니다.

경락을 눈으로 볼 수 있으며
경혈을 자극할 때
경락이 흐르는 속도를 눈으로 볼 수 있으며
경혈을 자극할 때 기마당이 형성되는 장부의 부위를
직접 눈으로 확인할 수 있으며
경혈을 자극할 때 나타나는 경락의 흐름들을
영안이 열린 눈으로 보고 또 보고
실험을 해보고 또 해보고 수없이 반복해서 내린 결론은
영수보사법은 임상에서 일어나지 않으며
발생하지 않는다는 것입니다.

침으로 경혈의 흐름에 보법을 쓰든 사법을 쓰든
경혈의 흐름에는 어떠한 영향을 주지 못한다는 것입니다.
침의 효과가 나타나는 영역을 기마당이라고 하는데
보법과 사법을 아무리 해도
5장 6부의 장부에 기마당의 변화는
나타나지도 않는다는 것을 확인할 수 있었습니다.
그 외에 의서에 나와 있는 보사법이 많이 있지만
보법과 사법을 기반으로 한 침구학 이론은
실제 임상에서 큰 효과가 없음을 확인할 수 있습니다.

✥ 오행침(五行鍼) : 오행의 상생(相生)·상극(相克)의 원리와 오수혈(五兪穴)을 이용하여, 허증(虛症)에는 그 모혈(母穴)을 보(補)하고 실증(實症)에는 그 자혈(子穴)을 사(瀉)하는 침법

눈으로 경락을 보고 몸으로
경락의 흐름을 느끼는 경험을 통해 확인할 수 있었습니다.

침을 놓으면
경혈과 관련된 특수한 기마당이 형성됩니다.
침을 경락이 흐르는 방향으로 놓든
경락의 흐름에 반대 방향으로 놓든
기마당의 크기와 밝기에는
아무런 영향을 주지 못한다는 것을
경락의 흐름과 기마당을 볼 수 있거나
느끼는 사람들은 쉽게 알 수 있는 것들입니다.
경락의 흐름을 눈으로 볼 수 없었기에
경락의 흐름을 몸으로 느끼는 것도 어려웠던 인류에게
보사법은 그야말로 눈뜬 봉사가
머리로 만들어낸 이론적 허구에 지나지 않습니다.

기마당이 형성된 곳에 침병❖을 자극하면
기마당이 일시적으로 강해지거나
기마당의 파장이 동심원으로
일시적으로 밝아져서 확산이 됩니다.
어느 방향으로 자극을 주는가와 관계없이(구륙보사❖)
침을 놓은 후 침병을 자극하면
기마당이 밝아지거나
기마당이 커지는 것을 확인할 수 있습니다.
침술에서 보사법은 존재하지 않으며
침을 놓으면 정기와 사기가 균형을 이룬다고 보는 균형이론을
경락을 눈으로 볼 수 있는 인자들이라면
쉽게 확인할 수 있을 것입니다.

침병(鍼柄) : 침의 끝에 달린 손잡이 부분
구륙보사(九六補瀉) : 침을 꽂은 후 침의 몸체를 돌려 비비거나 뺐다 넣었다 하는 횟수를
9(양수陽數)와 6(음수陰數)으로 하여 보사하는 방법

침구학이 보사법의 한계에서 온전하게 벗어나
기마당 중심으로 전환될 때만이
경혈학의 부활이 있을 것입니다.
서울을 가본 경험이 있는 사람과
서울을 가본 경험이 없는 사람이 논쟁을 하면
서울을 가본 경험이 없는 사람이 갖는
신념과 믿음의 체계가 더 완고하게 작용하는 것이
세상사의 이치입니다.
경락을 눈으로 볼 수 있는 인자들이 많아질수록
인류의 의식이 깨어날수록
눈에 보이지 않는 세계를 이해하고 공감하는 이들이 증가할수록
침구학과 경혈학은 다시 쓰여질 것입니다.
빛의 생명나무에서 공부하고 있는
의료인들은 이미 대장정에 들어가 있습니다.
지축 이동 후 역장 안에서
새롭게 쓰여진 경혈학과 침구학 이론들이 인류에게 보급될 예정입니다.

정기가 흐르는 경락과
사기와 탁기가 흐르는 경락이
따로 분리되어 있다는 것을 이해하지 못한 채
보법과 사법의 이론이 탄생하였습니다.
정기가 흐르는 경락에 영향을 주는 것은 보법과 사법이 아닙니다.
경락의 흐름에 영향을 주는 인자들은
심장에서 발생하는 자기장의 세기와 포의 기능에 달려 있습니다.
경락의 흐름은 생명회로도에 종속되어 있습니다.
생명회로도가 관리하고 통제하고 있는
수많은 기계장치들에 의해
수많은 기계장치들의 효율에 의해
경락의 상태가 결정되기 때문입니다.

인류는 그동안 눈에 보이는 것을
과학적으로 논리적으로 설명해 왔습니다.
인류의 과학기술로 확인할 수 없으며
설명할 수 없는 보이지 않는 세계에 대해서는 너무 무지하였으며
굳이 알려고 하지 않았으며
아무것도 알지 못한 채
눈에 보이는 것만을 진실과 진리로 받아들이고 살아왔습니다.

눈에 보이지 않는 수많은 것들이
생명현상을 뒷받침하고 있으며
눈에 보이지는 않지만
생명현상을 유지하고 있는 보이지 않는 수많은 시스템을
모든 생명체들은 가지고 있습니다.
물질의 시대는 눈에 보이는 것만을 믿는 것이며
영성의 시대는 눈에 보이지는 않지만 삼라만상에 깃들어 있는
대우주의 법칙
대자연의 순리
생명의 진리를 믿는 것입니다.

심장에서 발생하는 자기장이
경락의 순환에 영향을 끼치고 있으며
심포에서 이루어지는 포의 훈증 기전이
경락의 순환에 영향을 주고 있다는 사실을 알 수 없었던
고대 의료인들의 의식의 한계가
보사법의 오류를 가져온 가장 큰 이유입니다.
동양의학은 눈에 보이지 않는 철학적 원리들을
중심으로 형성된 학문입니다.
경혈의 존재를 현대과학으로 증명할 수 없으며
경락의 존재를 과학적으로 설명할 수도 없습니다.

경혈이 눈에 보이지 않아서
경락의 흐름을 눈으로 볼 수 없다는 한계에
부딪칠 수밖에 없었습니다.
동양의학의 오류들은 그렇게 누적되어 왔으며
해결책을 찾지 못한 채 문헌에 의존하는
복고적 경향을 가질 수밖에 없었습니다.

물질문명의 종결을 앞두고
의료 매트릭스의 붕괴를 앞두고
낡은 의료 매트릭스를 해체하고
새로운 시대에 맞는
새로운 의료 매트릭스의 설치를 위해
새로운 의학의 도입을 위해
눈에 보이지 않는 세계 즉 본질의 세계가
생명회로도 시리즈와
경락시스템의 작동원리 시리즈를 통해
지금 이 시기에 세상에 펼쳐지고 있는 것입니다.

보사법의 오류뿐만 아니라
경혈학과 침구학의 이론적 오류들이
오랜 역사만큼이나 누적되어 왔습니다.
눈에 보이지 않는 경혈
눈에 보이지 않는 경락의 흐름
기마당이 형성되는 부위나 범위 등을
머리로만 받아들이면서
이론으로만 받아들이면서
동양의학의 고유한 철학적 사유체계들이
오랜 세월이 흐르면서 마사지되거나 누락이 되었으며
정체성을 잃어버리게 되었습니다.

경락을 눈으로 볼 수 있는 인자들이 나타나
보이지 않는 세계를 볼 수 있는 인자들이 나타나
잘못된 것들을 바로잡게 될 것입니다.

인류의 의식이 깨어나면서
인류의 가슴에서 잃어버렸던 하늘을 되찾고
영성을 되찾는 때가 되면
하늘과의 소통의 시대가 되면
보이지 않는 세계를 볼 수 있는 인자들과
의료인들이 등장하게 될 것입니다.
그때가 될 때까지 우데카 팀장의
생명회로도 시리즈와 경락시스템의 작동원리 시리즈는
환영받지 못할 것입니다.

대중이 믿고 있는 것은 현재의 진리이고
소수가 믿고 있는 것은 미래의 진리라는 말이 있습니다.
하늘과의 소통이 이루어지고
영성의 시대가 이루어지고
지구 행성의 차원상승이 이루어지는
그날이 오면
그때가 되면
우데카 팀장의 이 글들은
의학의 새로운 패러다임이 될 것입니다.
새로운 정신문명에 맞는
새로운 의료 매트릭스가 될 것입니다.

경락시스템의 작동원리 ⑱
의료 매트릭스와 생명회로도

경락시스템은
생명회로도를 구성하고 있는 시스템의 일부분입니다.
경락과 관련된 모든 것들은
생명회로도 시스템을 통하여
조율할 수 있으며
조정할 수 있으며
관리하고 통제할 수 있습니다.

인간의 몸에는 눈에 보이지 않는 경락시스템이 설치되어
몸속을 흐르고 있으며
눈에 보이지 않는 경락시스템은
눈에 보이지 않는 생명회로도에 의해 관리되고 있습니다.
눈에 보이지 않는 생명회로도는
눈에 보이지도 않는 상위자아에 의해 관리되고 있습니다.

인간의 몸에서 일어나고 있는 생명현상들과
생명 활동의 신비스러운 비밀들을
현대 과학과 현대 의학이 많은 부분을 밝혀 주었습니다.
생명현상들 속에 밝혀진 생명의 진실들이
지금의 물질문명의 수준을 결정하였으며
지금의 의료 매트릭스가 형성되었습니다.
지금의 의료 시스템으로
지금의 물질문명의 패러다임을 유지하는데
큰 불편함이 없을 만큼
인류의 의료 과학기술들 또한 최고 정점에 와 있습니다.

현상은 본질을 이해하는 좋은 창입니다.
본질은 현상 뒤에 존재하며 다양한 현상의 원인자가 됩니다.
현상은 본질을 넘어서서 존재할 수 없습니다.
보이는 현상의 세계는
보이지 않는 세계의 본질이 있기에 존재할 수 있습니다.

생명회로도는
❖ 눈에 보이는 색(DNA)의 세계인
　5장 6부의 세계를 관리하고 통제합니다.
　세포와 조직에 관련된 유형·무형의 에너지를
　관리하고 조절하고 있습니다.
❖ 메타 휴머노이드 의식구현 시스템을 관리합니다.
❖ 메타 휴머노이드 에너지 전환장치를 관리합니다. (빛 시스템 작용)
❖ 경락시스템을 관리합니다. (기 시스템 작용)
❖ 차크라 시스템을 관리합니다.
❖ 인간의 생명현상과 관련한 최종 컨트롤 타워입니다.
❖ 식물과 동물 모두에게 실치되어 있습니다.
❖ 감정선과 의식선을 관리하고 통제합니다.
❖ 봉인을 설치하고 해제합니다.
❖ 정신 작용을 주관합니다.
❖ 질병의 관리와 통제가 이루어집니다.

생명회로도에 의해
생명 활동의 모든 것이 관리되고 있습니다.
생명회로도는 상위자아와
천상정부의 관리자 그룹에 의해 관리되고 있습니다.
상위자아는 생명회로도를 통해
아바타의 생명현상과
감정과 의식의 형성에 관여하고 있습니다.

아바타의 임맥선에는 12개의 감정선이
아바타의 독맥선에는 7개의 의식선이
생명회로도에 연결되어 있습니다.
인간의 감정선과 의식선은
메타 의식구현 시스템에 연결되어 있습니다.
인간의 정신 활동의 수준들 또한
생명회로도를 통해 관리되고 있습니다.

생명회로도에 의해 관리되고 있는
경락시스템은 다음과 같습니다.
❖ 위기의 순환
❖ 영기의 순환
❖ 기경팔맥의 순환
❖ 메타 휴머노이드 에너지 전환장치
❖ 세맥과 낙맥의 순환
❖ 사기와 탁기의 배출 시스템
❖ 경혈의 기마당 형성에 관여

경혈점에 침을 놓으면
경혈의 특성에 맞는 기마당이 형성이 됩니다.
기마당이 형성되는 강도
기마당이 형성되는 범위
기마당이 지속되는 시간
사기와 탁기를 배출하는 효율 등을
상위자아는 생명회로도를 통해 보이지 않는 손으로 작용합니다.

똑같은 질병에
똑같은 약을 먹어도
사람에 따라 다양한 증상과 반응이 일어나기도 합니다.

누구는 좋아지고
누구는 좋아지지 않는 일들이 일어납니다.
이럴 때 우리는 특이 체질로 분류합니다.
상식적인 수준에서 이해할 수 없는 일들이 일어나거나
이적과 기적이 일어나기도 합니다.
이적과 기적 뒤에는 상위자아의 보이지 않는 손이
생명회로도를 통해 일어나는 것입니다.
질병의 치유를 통한 이적과 기적은 늘 있어 왔으며
종교 매트릭스와 의료 매트릭스를 유지하고
관리하는 역할을 하는 주체는 바로
상위자아와 하늘의 관리자 그룹들입니다.
상위자아와 하늘의 관리자 그룹에 의해
치유와 기적이 일어나고 있는 것이며
그 중심에 생명회로도의 조정과 관리와 통제가 있는 것입니다.

똑같은 증상을 가지고 있는 환자에게
똑같은 원인을 가진 환자에게
똑같은 방법으로 침을 시술해도 그 효과는 다르게 나타납니다.
자신의 상위자아가 생명회로도를 통해
침을 놓은 침술의 효과를 얼마든지 관리하고 통제할 수 있습니다.
침술 시행 시 기마당이 전혀 생성되지 않거나
침술 시행 시 기마당이 너무 잘 생성되는 것 역시
오로지 상위자아가 생명회로도를 통해
아바타의 질병의 상태를 조절하고 있는 것입니다.

하늘은 아바타들의 상위자아를 통하여
생명회로도의 관리와 통제를 통해
아바타의 질병 상태를 관리하고 있으며
의료 매트릭스들을 유지하고 관리하고 있는 것입니다.

현대 의학의 의료 매트릭스는
하늘과 상위자아에 의해 큰 불편함 없이
큰 모순 없이 관리되고 있는 것입니다.

지구 행성의 차원상승 과정에서
현대 의학의 매트릭스는 붕괴될 것입니다.
정확하게 표현하면
하늘이 계획한 대로
하늘이 의도한 대로
특정한 상황에서 당연하게 작동되던
생명회로도가 더 이상 작동되지 않을 것입니다.
너무나 당연하게 작용하던
소화제가 더 이상 효과가 없을 것이며
항생제도 더 이상 효과가 없을 것입니다.
진통제와 항균제도 더 이상 정상적으로 작동되지 않을 것입니다.
보이지 않는 세계에서 이루어지던
생명회로도의 작용이
이전의 방식과는 다른 방식으로 작동하기 시작할 것입니다.

자식이 교통사고로 중환자실에
응급한 수술을 앞두고 있는 상황에
응급실로 급하게 가려고 자동차 시동을 거는데
시동이 걸리지 않는 상황이 발생할 것입니다.
이렇게 응급 상황일 때
당연하게 작동되던 시스템과 의료 매트릭스들이
더 이상 작동되지 못하면서
많은 인류가 목숨을 잃게 될 것입니다.
아무도 그 원인을 알지 못할 것이며
기존의 방식으로는 아무것도 해결할 수 없을 것입니다.

당연한 것이 당연하지 않게 될 것입니다.
내가 죽어야 되는 이유도 모르는 채
속수무책으로 의료 매트릭스는 더 이상
작동되지 않은 채 붕괴될 것입니다.

의료 매트릭스는
생명회로도의 작동 방식에 영향을 주게 됩니다.
지구 행성의 차원상승을 위해
우주에서 많은 새로운 에너지들이 들어오고 있습니다.
행성을 둘러싸고 있는 대기 환경이 변하고 있는 중입니다.
변하는 자연 환경에 맞추어 그동안은
생명회로도의 미세 조정이 있어 왔습니다.
생명회로도의 미세 조정이 이루어지지 않는 인류들에 의해
현대 의학의 의료 매트릭스는 붕괴될 예정입니다.

현대 의학의 의료 매트릭스가 붕괴될 때
인류의 생명은 낙엽 지듯이 떨어질 것이며
수많은 죽음들을 겪으면서
속수무책 죽어가는 가족들과 이웃들의
죽음을 겪으면서
인류는 비로소 보이지 않는 세계에
눈을 뜨게 될 것입니다.
그 중심에 생명회로도가 있습니다.
인류들의 건승을 빕니다.

그렇게 될 것이며
그렇게 예정되어 있으며
그렇게 되었습니다.

경락시스템의 작동원리 19
12경락시스템에서 15경락시스템으로

호모 사피엔스가 창조될 때
15경락시스템으로 창조되었습니다.
지구 행성의 대기 환경의 제약으로 인해
15경락시스템이
12경락시스템으로 축소하여 가동되었습니다.
15경락이 12경락으로 축소되면서
많은 것들이 함께 축소되어 운영되었습니다.
지축의 정립과 함께 시작되는
대자연의 변화로 인하여
새로운 환경이 지구 행성에 조성될 것입니다.
새로운 지구 환경에서
12경락시스템이
15경락시스템으로 확장되어 작동될 것입니다.

3개가 추가되는 경락의 귀경이 이루어지는 곳은
갑상선과
자궁(여), 전립선(남)이며
하나는 심포에 하나가 추가됩니다.
포의 작용이 강화되는 것입니다.
지금의 호모 사피엔스의 구 모델은
심포에 경락 하나가 연결되어 있으면서
갑상선과 전립선(자궁)을 관리하여 왔습니다.

심장은 3개의 층위로 되어 있습니다.
심포는 5개의 층위로 되어 있습니다.

심장은
- 생명회로도가 있는 심장의 내벽에
  차원 간 공간이 있습니다. → 1층
- 심장에 자기장을 생성하는
  차원 간 공간이 있습니다. → 2층
- 심장의 외벽에 심포의 막이 있습니다. → 3층

심포의 막은 5가지 층위로 되어 있습니다.
심포막의 맨 안쪽에는
사고조절자가 생명나무처럼
복잡하게 그려져 있는 층이 있습니다.
심포의 2번째 층에는
우주에서 들어오는 자오유주도의 빛을
우리 몸이 사용할 수 있도록 에너지를 전환시키는
메타 휴머노이드 에너지 전환장치가 있습니다.
심포의 3번째 층에는
음식물의 소화과정에서 비장의 운화 기능으로 생성된
기를 가공하는 포의 장치가 있습니다.
3번째 층에서는 가장 입자가 작은 신(神)을 생성합니다.
심포의 4번째 층에서는 정(精)을 생성하며
심포의 5번째 층에서는 기(氣)를 생성합니다.

수소음 심경은
심장의 2번째 층위에 있는
자기장을 생성하는 층위에 연결하고 있습니다.
수궐음 심포경은
심포의 2번째 층위인
메타 휴머노이드 에너지 전환장치에 연결(귀경)되어 있습니다.

새롭게 설치되는 3개의 경락은
갑상선과 전립선(자궁)에 연결될 예정입니다.
하나는 심포의 3번째 층위(신이 생성되는 곳)에 연결될 예정입니다.
기존에 심포에 연결된 수궐음 심포경은
2번째 층으로 들어온 경락이
1번째 층과 3번째 층과 4번째 층과 5번째 층
모두를 담당하였습니다.
그 결과 심포의 기능이 매우 축소되어 있었습니다.
수궐음 심포경 하나가 담당했던 갑상선과 자궁에
각각 새로운 경락이 설치되어 운영되면서
심포의 역할이 강화될 것입니다.
수궐음 심포경 하나가 7개의 역할을 하던 것을
4개의 경락이 나누어서 역할 분담을 하게 되는 것입니다.
7개는 포의 5개의 층위와 갑상선과 자궁을 말합니다.
자동차로 비유하면 엔진이 하나에서
3개가 추가되어 4기통 엔진이 되는 것입니다.

3개의 경락이 추가되면서
삼포(三包)의 시대가 열리는 것입니다.
삼포란
심포와 갑상선과 전립선(자궁)을 말합니다.
정신문명은
호모 사피엔스의
구조적인 변화가 있기에 가능한 것입니다.
정신의 작용이 강화될 것입니다.
메타 의식구현 시스템이 더욱더 활성화될 것입니다.
메타 에너지 전환장치들이 더욱더 활성화되어
인류가 높은 수준의 생명 활동과
높은 수준의 의식을 구현할 수 있도록 지원하게 될 것입니다.

삼포(三包)의 시대가 열릴 것입니다.
삼포의 시대는
3개의 경락이 추가되면서 시작될 것입니다.
추가되는 경락들이
임맥의 15개의 감정선과
독맥에 있는 9개의 의식선에 연결되면서
인류는 더 높은 수준의 생명 활동과 함께
더 높은 수준의 의식을 구현하게 될 것입니다.

새로운 정신문명은
인간의 몸에 설치되어 있는
무형의 기계장치들의 성능이 업그레이드되고
경락시스템들이 추가로 개통되면서
인간이 높은 의식의 구현이 가능하기 때문에
펼쳐질 수 있는 것입니다.

대우주의 비밀을 우데카 팀장이 전합니다.
인류들의 건승을 빕니다.

그렇게 될 것이며
그렇게 예정되어 있으며
그렇게 되었습니다.

• 맺 음 말 •

인간의 몸에 대한 정리

인간의 몸을 소우주라고 합니다.
인간의 몸에는
대우주의 과학기술이 집약되고 고도화되어 있습니다.
인간의 몸은
물질의 세계를 뜻하는 색(色)의 세계가 있으며
반물질의 세계인 기(氣)의 세계가 있으며
비물질 세계를 상징하는 공(空)의 세계로 창조되었습니다.

인간의 몸에서
색(色 물질)에 해당되는 부분은 다음과 같습니다.
❖ 세포병리학과 면역체계를 중요시하는 의학
❖ 눈에 보이는 것만을 믿는 의학
❖ 혈액과 체액의 순환
❖ 분자생물학과 유전학에 기초한 의학
❖ 해부학에 기초한 5장 6부의 장부의 기능
❖ 생화학과 생리학에 기초한 의학
❖ 외과적 수술을 기초로 하는 의학
❖ 질병의 원인을 세균이나 바이러스로 규정하는 의학

인간의 몸에서
기(氣 반물질)에 해당되는 세계는 다음과 같습니다.

❖ 경혈과 경락이 몸에 무형의 시스템으로 설치되어 있습니다.
❖ 경락시스템이 운영되고 있습니다.
   : 음식물의 소화와 흡수를 통한 정기신의 에너지를
   세포와 장부에 전달하는 경락시스템이 설치되어 있습니다.
❖ 기의 순환을 원활하게 하는
  무형의 시스템이 정교하게 설치되어 있습니다.
❖ 경혈점들은 무형의 기계 장치이며
  차크라 오행의 상태에 따라 늘 변화하며
  열리고 닫히기를 반복합니다.
❖ 심장은 심장 박동을 통해 혈액 순환을 하는 기능과
  심장의 박동과 함께 무형의 자기장을 발생시키는 장치가
  설치되어 있습니다.
  이것을 심생혈이라고 합니다.
❖ 유기불을 무기불로 선환하는 상지가 손새합니다.
   - 소화기관의 기능
   - 포(包)의 훈증이 갖는 기능

인간의 몸에 설치된
공(空 비물질)의 세계는 다음과 같습니다.
❖ 의식을 구현할 수 있는 무형의 장치인
  메타 휴머노이드 의식구현 시스템이 설치되어 있습니다.
   : 마음의 탄생, 직관의 탄생, 그냥 알 수 있는 것
❖ 감정을 구현할 수 있는 12개의 무형의 기계 장치가 존재합니다.
❖ 의식을 구현할 수 있는 7개의 무형의 기계 장치가 존재합니다.
❖ 눈에 보이는 세포 ⇒ 눈에 보이지 않지만 세포의 기능을 돕는
  무형의 기계 장치가 존재합니다.

❖ 눈에 보이는 오장과 육부 ⇒ 오장과 육부의 기능을 지원하는
　무형의 기계 장치들이 정교하게 작용되고 있습니다.
❖ 무형의 기계 장치들의 에너지원은
　백회를 통해 들어오는 우주의 빛입니다.
❖ 무형의 기계 장치들을 움직이는
　정교한 회로가 인간의 몸의 차원 간 공간에 존재하며
　이것을 지휘하는 컨트롤 센터가 있는데
　이것을 생명회로도라고 합니다.
❖ 우주에서 들어오는 빛을 분류하고
　빛에 저장된 정보를 해석하고
　빛에 저장된 에너지를 색의 세계에 있는 몸이 사용할 수 있도록
　전환하는 장치를 동양의학에서는 심포라고 하였습니다.

인간의 몸에는 차원 간 공간이 있으며
3가지 세계가 인간의 몸으로 연결되어 있습니다.
색(色)의 세계는 혈(血)의 세계이며
기(氣)의 세계는 경락(經絡)과 경혈(經穴)의 세계이며
공(空)의 세계는 생명회로도가 중심입니다.
생명회로도는 눈에 보이지 않는 생명의 세계와
눈에 보이지 않는 의식의 세계를 통제하고
관리하는 역할이 있습니다.

인간의 몸에 존재하는
생명회로도의 역할은 다음과 같습니다.
❖ 색(色)의 세계와 기(氣)의 세계와 공(空)의 세계를
　관리하고 통제하는 곳
❖ 영의식과 사고조절자 역시
　생명회로도의 셋팅값에 의해 구현되고 있음

❖ 혼의식과 혼의식 프로그램 등도
　 생명회로도에 셋팅되는 셋팅값에 의해 반영됨
❖ 상위자아와 본영이
　 아바타의 질병이나 감정과 의식 등을 관리하고
　 통제하고 있는 중심 센터임
❖ 인간의 질병 중 불치병과 난치병을 치유할 수 있는
　 이적과 기적은 생명회로도에 접근할 수 있을 때만 가능함
❖ 생명회로도는 자신의 본영과 상위자아 역시도
　 엄격하게 하늘의 관리자 그룹의 관리와 통제 속에서
　 제한된 범위 안에서만 조정 가능함

인간의 몸은
색(色)의 세계와 기(氣)의 세계, 공(空)의 세계가
모두 작동되어야 생명 현상이 유지될 수 있습니다.
색과 기와 공의 세계가 유기적으로 작용하고 있기에
생명 현상 뒤에 있는 인간의 상소 능력과 감성과 의식을
구현할 수 있는 것입니다.
인간이 우주에서 가장 높은 수준의 자유의지와
가장 높은 의식을 구현할 수 있는 것은
인간의 몸이 색의 세계와 기의 세계와 공의 세계로
창조될 때 그렇게 창조되었기 때문입니다.

인류의 현재의 의식 수준은
색(色)의 세계는 70% 정도 이해하는 수준이며
기(氣)의 세계는 10% 정도 이해하는 수준이며
공(空)의 세계는 0%로 아는 것이 없는 수준입니다.
인간의 창조 원리를 이해하지 못하는
현재의 현대 의학으로는 생명의 연장에는 성공은 하였지만

불로장생이나 영성의 시대에
인류의 평균 수명인 5000년 이상을 사는 것은
패러다임의 전환 없이는 불가능한 것입니다.

우데카 팀장의 글
경락시스템의 작동원리는
호모 사피엔스의 창조 원리중에
기(氣)의 세계를 본격적으로 다룬 글입니다.
호모 사피엔스의 생명회로도는
호모 사피엔스의 창조 원리중에
공(空)의 세계를 다루고 있는 글입니다.

인류는 이제서야
호모 사피엔스의 창조 원리를 처음 접하기 시작하였습니다.
인류는 이제서야
정신문명과 영성의 시대를 열 수 있는
이론적 기초를 알기 시작하였습니다.

인간이 신(神)의 의식을 구현하기 위해서는
인간이 영성시대를 열기 위해서는
인간이 불로장생하는 꿈을 실현하기 위해서는
지구 행성의 차원상승을 위해서는
호모 사피엔스의 창조 원리를 이해하지 못하고서는
한발짝도 나아가지 못할 것입니다.

인간의 몸은 대우주를 축소하여 만든 소우주입니다.
인간의 몸은 대우주의 모든 차원을 담을 수 있고
인간의 몸은 대우주의 모든 차원을

구현할 수 있도록 창조된 대우주의 최신형 모델입니다.
인간의 몸에 대한 인식의 전환없이
인간의 몸에 대한 의식의 전환없이
인간의 몸에 설계되고 설치되어 있는
기의 세계와 공의 세계에 대한 이해 없이는
인류는 지금의 의식에서
한걸음도 나아갈 수 없을 것입니다.

인류의 건승을 빕니다.

2018년 3월
우데카

심생혈 (心生血)

심장의 박동과 함께
눈에 보이는 혈액의 순환이 시작됩니다.
심장의 박동과 함께
눈에 보이지 않는 경락의 순환이 시작됩니다.
심장의 박동과 함께
눈에 보이지 않는 심장벽의 차원 간 공간에
강력한 자기장이 발생됩니다.
심장의 박동과 함께
자기장을 발생시키는 무형의 기계 장치가 작동을 시작합니다.

심장의 박동과 함께
혈액 속의 철성분에 자기장이 걸리게 됩니다.
심장의 박동과 함께
혈관의 안과 밖에 자기장이 걸리게 됩니다.
심장의 박동과 함께
혈관과 혈액 사이에 자기장이 걸리게 됩니다.
심장의 박동과 함께
혈관과 혈액 사이에 자기부상열차처럼 자기장이 걸리게 됩니다.
심장의 박동과 함께
혈관과 혈액 사이에 혈관통 없이 혈액의 순환이 이루어집니다.

심장의 박동과 함께
심장을 나온 혈액에 자기장이 걸리면서 신선한 혈액이 됩니다.
심장의 박동과 함께
혈관에 자기장이 걸리면서 혈관에 탄력성이 생깁니다.
심장의 박동과 함께

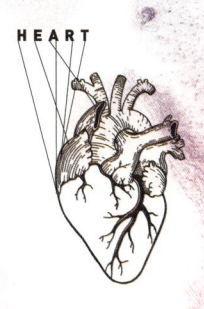

혈관과 혈액에 동시에 자기장이 걸리면서
음식물이 소화 흡수된 영양분이
혈관 속을 마찰 없이 잘 흐르게 됩니다.
심장의 박동과 함께
혈이 돌면 기가 돌고
기가 돌면 혈이 돕니다.

심장의 박동과 함께
경락의 3중 구조의 바깥쪽에 자기장이 걸립니다.
심장의 박동과 함께
심포의 작동이 시작합니다.
심포의 작동으로 음식물이 정기신으로 전환됩니다.
심장의 박동과 함께
정기신의 에너지가 경락을 통해 흐르게 됩니다.
심장의 박동과 함께
경락의 순환을 통해
정기신의 에너지가 장부에 공급이 됩니다.
심장의 박동과 함께
심포에서 진액이 생성이 됩니다.
심장의 박동과 함께
기경팔맥의 순환과 함께
진액의 순환이 이루어집니다.
심장의 박동과 함께
기가 돌면 혈이 돌고
혈이 돌면 기가 돕니다.

위생혈 (胃生血)

음식을 가리는 사람은 사람을 가립니다.
마음의 상태는 위에 나타납니다.
마음(심포)과 위는 운명공동체인 공변관계(共變關係)에 있습니다.
마음이 편하면 위장이 편합니다.
위장이 불편하다면
의식의 흐름이 원활하지 못하다는 것을 의미합니다.
마음과 위는 서로 통하는 관계(상통)입니다.

마음으로 모든 생명을 품을 수 있습니다.
위는 모든 생명을 소화할 수 있습니다
마음으로 뜨거운 사랑을 나눌 수 있습니다.
위는 뜨거운 피를 만드는 일을 합니다.
마음의 크기는 그 사람의 그늘을 결정합니다.
위가 크다는 것은
철(Fe)을 잘 다룰 수 있다는 것을 의미합니다.
마음의 크기가 작다는 것은
사랑을 주고 싶은 마음보다
사랑을 받고 싶은 마음이 크다는 것을 의미합니다.
위가 작다는 것은
철(Fe)을 잘 다루지 못하는 철부지라는 뜻입니다.
사람을 가리는 사람들은
속(위)이 좋지 않은 사람입니다.

속(위)이 좋지 않은 사람들은
마음이 편하지 않거나
의식의 흐름에 문제가 발생한 것입니다.

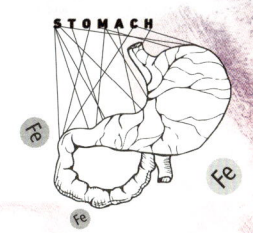

마음의 가장 강력한 무기는 사랑의 마음입니다.
위의 가장 강력한 무기는
모든 것을 녹일 수 있는 위산과 소화액입니다.
마음에 사랑이 있으면
의식의 흐름이 원활하면
위산과 소화액의 분비가 원활합니다.
마음이 불편하면
내 마음을 나도 모르는 상태가 되면
위산의 분비가 줄어들고
소화액의 분비가 감소합니다.
마음에 병이 들면
내 마음을 내가 괴롭히게 되면
위에는 위산과다가 발생하여
위산이 위(속)를 괴롭히게 됩니다.

마음에 욕심이 생기고
마음이 욕망에 사로잡히게 되면
위(속)는 위산과다로 괴로워합니다.
속이 쓰리고
삶에 신물이 나듯 신물(위산)을 토해 냅니다.
마음에 희망이 없고
마음에 바람이 불어오지 않고
사는 게 참 재미없고
사는 게 사는 게 아니게 되면
식욕을 잃어버립니다.

식욕의 상실은 위산의 부족을 의미합니다.
식욕의 상실은
위가 건조해진다는 것을 의미합니다.
위가 건조하다는 것은
속(마음)이 탄다는 것을 의미합니다.
속이 타면 위산이 점점 줄어들게 됩니다.
속(마음)이 타면
침이 마르고 위산의 분비가 줄어들게 됩니다.
위산이 줄어들면
철분에 충분한 위산을 공급하지 못하게 됩니다.
위산에 흠뻑 철분이 젖지 않으면
철의 흡수가 어려워 빈혈이 생깁니다.

마음은 흔들리는 갈대입니다.
하루에도 수십 번이나 변하는 내 마음은
속(위)의 상태로 나타납니다.
마음이 쓰리고 아프면
위산이 많아져 위산과다가 생기고
마음이 소심해지고 두근거리면
위산이 적어져 빈혈이 생깁니다.
마음이 변하는 대로
마음이 가는 대로
속(위)도 늘 변하고 있습니다.
속(위)이 편해야 만사형통이 됩니다.
속(위)이 불편하십니까?
당신의 위는
당신의 의식(마음)의 흐름과 늘 함께하고 있습니다.

잠에 대한 정리 간장혈(肝藏血)

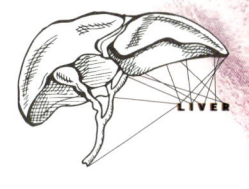

잠은 보약입니다.
잠이 보약인 이유를 동양의학에서는
간장혈이라고 하였습니다.
잠을 자는 동안에
보이지 않는 세계에서 무슨 일이 일어나고 있으며
우리 몸에서 어떠한 일들이 일어나고 있는지
기록을 위해 이 글을 남깁니다.

사람이 깨어 있을 때
간은 쉬지 않고 혈액을 심장으로 보내줍니다.
우리 몸의 혈액의 양은 몸무게의 1/13입니다.
65kg인 성인의 혈액은 5L 정도 됩니다.
사람이 육체노동을 할 때는 혈액의 대부분이
근육이나 손과 발의 사지로 몰리게 됩니다.
사람이 정신노동을 할 때는 혈액이 뇌로 몰리게 되며
내부의 장기에는 혈액이 상대적으로 적게 분포됩니다.
육체적인 노동의 강도가 강할수록
정신노동의 강도가 강할수록
간은 더 많은 역할을 하게 됩니다.
간이 활동을 하면 할수록 열이 발생하게 됩니다.

우리 몸에서 발생하는 열의 70% 이상이
간에서 발생하는 열입니다.
엄청난 열이 발생하고 있습니다.
사람이 피곤함을 느끼는 이유는
간에서 발생한 열이 주요 원인입니다.

간에서 발생한 열들은 근육에 쌓여
근육의 피로가 발생하게 합니다.
과도하게 발생한 열은 다른 장부에도 영향을 미치게 됩니다.
간의 열은 눈으로 가장 많이 나타나며
뇌에 많은 영향을 줍니다.
우리 몸에 열이 쌓이고 쌓이게 되면
장부의 기능들이 떨어지지 시작합니다.
장부들이 열을 지속적으로 받으면
세포나 조직들은 수분을 저장하기 시작하면서
부풀어 오르게 됩니다.

잠을 자는 동안
간은 대변신을 시도합니다.
사람이 숙면에 들게 되면
간세포들은 세포 내에 있는 공간을
최대한 비우고 넓히는 작업을 시작합니다.
사람이 숙면에 들게 되면
간세포들이 6각형의 벌집 모양으로 변하며
이곳에 혈액을 가득 채웁니다.
사람이 숙면에 들게 되면
세포에 혈액을 가득 채우고 나면
간세포에서 일제히 효소들이 분비됩니다.
간세포에 혈액과 효소가 채워지면
세탁기가 빨래를 하듯 간세포들은 진동을 하기 시작합니다.
간세포의 진동과 함께 화학적 작용이 시작됩니다.
간세포의 진동과 함께 오염된 혈액들이 정화되고
독성 물질들이 정화되기 시작합니다.

잠을 자는 동안
간이 간세포에 혈액을 저장하여
혈액을 정화시키는 이러한 작용을
동양의학에서 간장혈이라 하였습니다.
고대 인류의 의식 수준에서
간이 혈액을 품고 해독하는 작용을
간이 혈을 감춘다고 인식하였습니다.
간세포가 한 번에 혈액을 감추고 나서
정화할 수 있는 혈액의 양은 1/4입니다.
한 번 정화하는데 걸리는 시간은
1시간 30분에서 2시간 정도 소요됩니다.
인간의 몸에 있는 모든 혈액이 간에 의해 정화되려면 하루에
최소 6시간에서 8시간의 숙면이 필요합니다.
간의 해독 작용은 잠을 잘 때 주로 이루어지며
깨어있는 동안에는 밤에 숙면을 취할 때의
20% 수준에서 일어나고 있습니다.
서양 의학에서 밝힌 간의 해독 작용의 기전은
20% 수준에서 일어나고 있는 작용을 설명한 것입니다.
간의 해독 작용의 결과로 생긴 찌꺼기들은
소변을 통해 배출됩니다.

잠을 자는 동안
귈음 경락이 활성화되기 시작합니다.
귈음 경락이 속해 있는 경락의 3사이클이 활성화되면서
풍화(風火)의 작용이 시작됩니다.
잠을 자는 동안 포의 작용은 최소화되며
장부들의 기능 역시 최소화됩니다.

잠을 자는 동안
간세포에서 간장혈이 이루어진다면
경락을 통해서는 바람의 작용이 시작됩니다.
바람은 부풀어 오른 세포와 조직 사이를 불면서
열을 분산하고 식혀주는 역할을 합니다.
잠을 자는 동안
바람은 세포와 조직을 어루만져 줍니다.
바람은 오장 육부를 어루만져 줍니다.
바람은 화(火)라는 에너지와 함께 기능이 떨어지고
축 늘어진 장부 조직에 활력을 불어넣어 줍니다.
잠을 자는 동안
흐트러진 장부의 에너지 균형들을
바람의 에너지와 화의 에너지가 바로잡아 줍니다.

잠을 잔다는 것은
생명체들에게 축복의 시간이 시작된 것입니다.
빛의 샤워를 받는 시간입니다.
세포와 장기들은 빛 한 줄기 들지 않는
캄캄한 동굴 같은 곳에서 있어야 합니다.
세포와 장기들이
우주의 빛을 받을 수 있는 유일한 시간이
잠을 잘 잘 때입니다.
잠을 자는 동안
백회를 통해 들어온 창조주(천황)의 에너지는
메타 휴머노이드 에너지 전환장치에 의해
풍(風 바람)으로 본격적인 작용을 시작하게 됩니다.
바람을 통해 세포와 조직에 신(빛)의 에너지를 공급해줍니다.

동양의학에서는 궐음풍목(厥陰風木)이라 했습니다.
경락을 통해
바람을 통해
장부에 신(빛) 에너지가
골고루 뿌려지고 있는 것입니다.

바람의 에너지는 창조주의 에너지입니다.
생명이 있는 모든 생명체들은 모두 잠을 잡니다.
잠을 자는 동안에 모든 생명체들은
창조주의 사랑을 바람의 에너지로
창조주의 사랑을 신(빛)의 형태로 공급받고 있습니다.
잠을 자는 동안에 모든 생명체들은
창조주의 에너지를 공급받고 있으며
창조주의 에너지 속에서 쉬고 있는 것입니다.
이것이 창조주의 사랑의 본질입니다.
모든 생명체들은 창조주의 에너지와 분리될 수도 없으며
늘 함께하고 있습니다.
모든 자연 치유 능력의 근원은
잠을 자는 동안에 공급받는
창조주의 에너지(바람=신)입니다.

잠을 자는 동안에
바람이 생명 사이에 흐르게 되면
세포들이 빛으로 변하게 됩니다.
바람이 생명 사이로 불어오면
열들이 분산되며
부풀어 오른 조직들이 정상으로 돌아오게 됩니다.

바람의 에너지가 생명 사이로 흐르게 되면
병든 조직이 깨어나며 빛으로 빛나게 됩니다.
바람의 축복은 오직 잠을 자는 동안에만 이루어지는
하늘의 축복이자 선물입니다.
잠자는 모든 생명체들은
바람이 불고 있으며
바람이 불어오면 생명체들은 생기를 되찾습니다.
식물은 바람을 맞이하기 위해 시스템을 바꾸고 잠을 잡니다.
동물은 바람을 맞이하기 위해 잠시 졸기도 합니다.
당신이 지금 졸고 있다면
당신을 위해 당신의 생명에 단비를 내려줄
바람이 필요하다는 것을 의미합니다.
잠은 축복이며
잠은 보약이며
잠은 생명이며
잠은 생명 속에 바람을 불러들이는 전령입니다.

생명 속에 바람이 불지 않으면
생명이 생명력을 잃고
시들어갈 수밖에 없습니다.
생명 사이를 흐르는 바람이 없다면
생명은 생명의 빛을 발산할 수 없습니다.
생명과 생명 사이에
창조주의 에너지가 흐르지 못한다면
생명은 병이 들게 됩니다.
모든 병의 원인을 동양의학에서는
풍(風 바람)이라 했습니다.

바람이 모자라도
바람을 감당하지 못해도
생명은 생명의 주기를 마감하게 됩니다.
생명은 바람 속에 있으며
생명은 바람이며
바람은 생명입니다.

인간의 몸은 11차원의 우주 공학기술로 창조되었습니다.
간세포가 잠을 잘 때 혈액을 정화하는 것도
경락을 통해 바람을 공급하는 것도
눈에 보이지 않는 정교한 무형의 고도화된
기계 장치들에 의해 일어나고 있습니다.
눈에 보이는 것만을 믿고 있는 인류가
바이러스 난을 겪으면서
의료 매트릭스가 붕괴되면서
당연하게 여기던
현대 의학에서 상식이라고 생각했던
생명현상들의 역습이 있을 것입니다.
생명이 생명을 빼앗아가는 처참한 현실 앞에
모든 의료 매트릭스들은 붕괴될 것입니다.
모든 것이 붕괴된 폐허 속에서
인류는 비로소
새로운 의학에 눈뜨게 될 것입니다.

그렇게 될 것이며
그렇게 예정되어 있으며
그렇게 될 것입니다.

귀가 울고 있어요 ⁽耳鳴⁾

소리를 듣는다는 것은
자연의 소리를 듣는다는 것입니다.
자연의 소리를 듣는다는 것은
식물의 마음의 소리를 듣는 것을 의미하며
동물의 마음의 소리와 공명하고 있다는 것을 의미합니다.
식물의 소리를 듣는다는 것은
식물의 마음과 내 마음이 서로 공명하고 있음을 의미합니다.
동물의 소리를 듣는다는 것은
동물의 희로애락을 느낄 수 있다는 것입니다.
동물의 마음과 내 마음이 서로 공명하고 있음을 의미합니다.
세상 만물은 마음을 가지고 있습니다.
세상 만물은 의식을 가지고 있습니다.
세상 만물은 마음과 마음끼리 소통하고 있으며
세상 만물은 의식과 의식으로 소통하고 있습니다.

자연의 소리는 마음으로 듣는 소리입니다.
식물의 희로애락을 마음으로 들을 수 있습니다.
동물의 희로애락을 마음으로 들을 수 있습니다.
자연의 소리는 마음의 귀로 들을 수 있습니다.
식물의 마음을 마음의 귀로 들을 수 있습니다.
동물의 마음을 마음의 귀로 들을 수 있습니다
세상 만물의 마음의 소리를 들을 수 있는 장치가
인간의 마음에도 있으며 인간의 귀에도 설치되어 있습니다.
인간의 마음과 인간의 귀 사이에는
12가닥이 하나로 연결된
하나의 통신망이 무형으로 설치되어 있습니다.

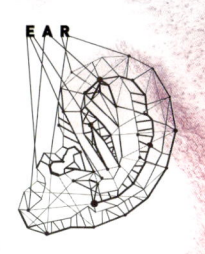

식물과 대화를 하고
식물의 희로애락을 느끼며
식물의 마음(의식)을 공유하는 사람들이
실제로 존재하고 있습니다.
동물과 대화를 하고
동물의 희로애락을 느끼고
동물의 마음(의식)을 공유하는 사람들이
실제로 존재하고 있습니다.
식물의 마음과 동물의 마음의 소리를 들을 수 있는 사람은
마음의 소리를 들을 수 있는 능력이 발달되어 있는 것입니다.

자연의 소리를 듣는다는 것은
마음의 소리를 듣는다는 것을 의미합니다.
마음의 소리는 바람의 소리와 함께합니다.
바람의 소리를 들을 수 있어야
마음의 소리를 들을 수 있습니다.
바람의 소리를 들을 수 있다는 것은
생명의 소리를 들을 수 있다는 것입니다.
생명의 소리를 들을 수 있다는 것은
자연의 전체의식과 함께하고 있다는 것입니다.
생명의 소리는 생명이 품고 있는 마음이며
생명의 소리는 생명이 품고 있는 의식입니다.
생명의 소리는 마음의 소리이며
생명의 소리는 의식의 구현입니다.
마음의 소리를 들을 수 있다는 것은
생명의 소리를 들을 수 있다는 것입니다.

생명의 소리는 바람의 소리이며
바람이 부는 소리는
생명의 소식을 전하는 소리입니다.
생명의 소리는 마음의 소리입니다.
마음의 소리는 바람의 소리입니다.
생명의 마음의 소리가 바람의 소리로 내 귓가를 스칠 때
생명이 내는 마음의 소리는 바람에 실려
내 마음속에서 공명할 수 있는 것입니다.

소리를 듣는다는 것은
사람의 소리를 들을 수 있다는 것입니다.
소리를 듣는다는 것은
사람이 사람의 소리를 듣고 있는 것입니다.
소리를 듣는다는 것은
사람이 사람의 마음의 소리를 듣는다는 것입니다.
소리를 듣는다는 것은
사람의 마음과 마음이 서로 공명하는 것입니다.
소리를 잘 듣지 못한다는 것은
타인의 마음의 소리를 듣지 못한다는 것입니다.
소리를 잘 듣지 못한다는 것은
내 마음과 타인의 마음이 서로 공명하지 못한다는 것입니다.
소리를 잘 듣지 못한다는 것은
듣고 싶은 소리가 많지 않다는 뜻이며
소리를 잘 듣지 못한다는 것은
내가 듣고 싶은 소리만 듣고 싶다는 것이며
소리를 잘 듣지 못한다는 것은
듣기 싫은 소리가 많다는 것을 의미합니다.

사람의 소리를 잘 들으라고
사람의 마음의 소리를 잘 들으라고
사람의 마음과 사람의 마음이 잘 느끼고 공명하라고
인간의 마음과 인간의 귀 사이에는
사람의 소리와 마음의 소리를 잘 들을 수 있도록
12가닥이 하나로 모여 하나의 관에
무형의 빛의 통로가 설치되어 있습니다.

귀가 울고 있다는 것은
내 마음이 울고 있다는 것입니다.
귀가 울고 있다는 것은
귀가 아픈 것이 아니라 마음이 아픈 것입니다.
귀가 울고 있다는 것은
마음이 울고 있는 소리를 듣고 있는 것입니다.
귀가 울고 있다는 것은
마음에 응어리가 남아 있다는 것이며
귀가 울고 있다는 것은
마음에 분노가 남아 있다는 것이며
귀가 울고 있다는 것은
마음에 원망이 남아 있다는 것입니다.
귀가 울고 있다는 것은
두려움과 공포가 있다는 것입니다.
귀가 울고 있다는 것은
마음이 슬퍼하고 있는 것이며
마음이 불편하다는 것이며
마음이 평화롭지 못하다는 것입니다.

귀가 울고 있다는 것은
맺힌 것을 풀고 소통하고 싶다는 것이며
사랑하고 싶고 사랑받고 싶다는 것입니다.
귀가 울고 있다는 것은
소외되고 방치된 나를 사랑해 달라고 보채는 아이처럼
자신을 사랑해 달라는 내 몸의 간절한 부탁입니다.
귀가 울고 있다는 것은
답답한 마음과 답답한 가슴을
뚫어달라는 뚫고 싶다는 내면의 강력한 소리입니다.
귀가 울고 있다는 것은
사람의 따뜻한 마음이 그리운 것이며
사람의 마음의 소리를 제대로 듣고 싶은
당신의 영혼이 울고 있는 당신과 함께 슬퍼하고 있는 것입니다.

소리를 듣는다는 것은
우주의 소리를 듣는다는 것입니다.
소리를 듣는다는 것은
하늘의 소리를 듣는다는 것입니다.
소리를 듣는다는 것은
신의 소리를 듣는다는 것이며
소리를 듣는다는 것은
여시아문의 세계를 듣는다는 것이며
소리를 듣는다는 것은
빛과 소리와 형상이 하나로 통합된
관세음의 세계에서 영감을 받는다는 것이며
소리를 듣는다는 것은
그냥 안다는 것이며

소리를 듣는다는 것은
내 안의 상위자아를 만난다는 것이며
소리를 듣는다는 것은
들리지 않고 보이지 않는 세계의 소리를 듣는다는 것입니다.
소리를 듣는다는 것은
내안에 있는 신성의 소리를 듣는다는 것입니다.
소리를 듣는다는 것은
요정의 소리를 듣는 것이며
소리를 듣는다는 것은
가이드 천사의 소리를 듣는 것이며
소리를 듣는다는 것은
천사들의 소리를 듣는다는 것입니다.

하늘의 소리를 듣고
눈에 보이지 않는 우주의 소리를 듣기 위해
인간의 마음과 인간의 귀 사이에는
12가닥이 하나의 관으로 되어 있는
무형의 빛의 통로가 개설되어 있습니다.
하늘의 소리를 잘 듣게 하기 위해
몸의 진동수가 상승되는 과정에서
의식이 확장되는 과정에서
귀가 울고 난청이 들리기도 합니다.
모순이 있어야 하기에 불합리한 모순 속에서
한줄기 빛을 찾도록 하기 위해
한줄기 영감을 얻도록 하기 위해
하늘의 소리에 집중하기 위해
내면의 소리에 집중하게 하기 위해

소리의 민감도를 높이기 위해
사람의 소리를 잘 듣지 못하도록
귀가 잘 들리지 않는 난청이 되거나 귀가 우는 현상이 나타납니다.
사람의 소리는 듣지 못하고
새 소리는 듣지 못하고
물 흐르는 소리를 듣지 못하는
귀에 아무것도 들리지 않는 분들 중에는
식물의 마음의 소리를 들을 수 있고
동물의 희로애락의 소리를 들을 수 있으며
하늘의 소리를 들을 수 있는 사람이 있습니다.
내면의 소리를 들을 수 있으며
요정의 소리와 천사들의 소리를 들을 수 있는 사람이 있습니다.

사람의 소리는 들을 수 있지만
사람의 마음의 소리는 듣지 못하고
자신의 말만 하는 사오정들이 많이 있습니다.
사람의 소리는 들을 수 있지만
하늘의 소리는 듣지 못하고
내면의 소리도 듣지 못하고
오직 자신이 듣고 싶은 말만 듣는 사람이 있습니다.

소리를 듣는다는 것은
하늘의 소리를 듣는 통로(채널)를 통해
하늘의 소리와 내면의 소리와 같이
보이지 않는 세계의 소리를 듣는 것입니다.
소리를 듣는다는 것은
사회생활을 하기 위해 개설된

사람의 소리를 듣는 통로(채널)를 통해
보이는 물질세계의 소리를 듣는 것입니다.
소리를 듣는다는 것은
자연의 소리와 마음을 듣는 통로(채널)를 통해
식물의 마음의 소리와 동물의 마음의 소리와
세상 만물의 마음의 소리를 들을 수 있는 것입니다.

당신은 지금 무슨 소리를 어떻게 듣고 있으십니까?
귀에서 나는 이명의 소리만 들려오고 있으십니까?
사람의 마음의 소리를 들으라고 있는 귀를
어디에 무엇을 하는데 사용하고 있으십니까?
인간의 마음과 인간의 귀 사이에는
3개의 소리를 모두 들을 수 있는 채널이 모두 개설되어 있습니다.
이 소리도 아닙니다.
저 소리도 아닙니다.
지금 당신은 대우주의 비밀을 전하는
우데카 팀장의 하늘의 소리를 듣고 있습니다.

때가 되어 시절인연에 의해
하늘의 소리를 전합니다.
귀 있는 자는 듣게 될 것이며
눈 있는 자는 보게 될 것입니다.

호 모 사 피 엔 스 의
생명회로도와 경락시스템

2018년 5월 14일 초판 1쇄 인쇄
2018년 5월 19일 초판 1쇄 펴냄
2023년 3월 10일 초판 2쇄 인쇄

지은이 | 우데카
펴낸이 | 가이아

펴낸곳 | 빛의 생명나무
등 록 | 2015년 8월 11일 제 2015-000028호
주 소 | 충북 청주시 청원구 직지대로 855 2층
전 화 | 043-223-7321
팩 스 | 043-223-7771

저작권자ⓒ 우데카, 2018
이 책은 저작권법에 의해 보호를 받는 저작물이므로
저자와 출판사의 허락 없이 인용하거나 발췌하는 것을 금합니다.

ISBN 979-11-956656-8-6 03200
  • 잘못된 책은 바꾸어 드립니다. • 책값은 뒤표지에 있습니다.